Angela Damiana Andrulli
Sante Bruno
Pasquale Di Leo

HTA esperienze in atto e aspetti bioetici

AF153330

Angela Damiana Andrulli
Sante Bruno
Pasquale Di Leo

HTA esperienze in atto e aspetti bioetici

La valutazione della tecnologia in sanità per la sostenibilità della medicina, volano delle economie moderne

Edizioni Accademiche Italiane

Imprint

Any brand names and product names mentioned in this book are subject to trademark, brand or patent protection and are trademarks or registered trademarks of their respective holders. The use of brand names, product names, common names, trade names, product descriptions etc. even without a particular marking in this work is in no way to be construed to mean that such names may be regarded as unrestricted in respect of trademark and brand protection legislation and could thus be used by anyone.

Cover image: www.ingimage.com

Publisher:
Edizioni Accademiche Italiane
is a trademark of
Dodo Books Indian Ocean Ltd. and OmniScriptum S.R.L publishing group

120 High Road, East Finchley, London, N2 9ED, United Kingdom
Str. Armeneasca 28/1, office 1, Chisinau MD-2012, Republic of Moldova, Europe
Managing Directors: Ieva Konstantinova, Victoria Ursu
info@omniscriptum.com

Printed at: see last page
ISBN: 978-3-639-77532-7

INTRODUZIONE e RINGRAZIAMENTI

Il progresso scientifico, anche in medicina, è sempre più legato allo sviluppo tecnologico. La finitezza delle risorse, aggravata dalla crisi finanziaria che dal 2008 si è abbattuta nel mondo occidentale, impone l'ottimizzazione delle risorse a tutti i livelli, anche se le risorse rese disponibili dai sistemi di welfare per i servizi sanitari sono oggettivamente corpose assorbendo circa l'8% del prodotto interno lordo. Inoltre la percentuale di risorse dedicate alla sanità è in continua crescita, infatti è passata in Italia, dal 2002 al 2007, dall'8.3% all'8.7% del PIL con un incremento del 4.82% (Tab 1)[1]. S'impone sempre con maggior forza la scelta oculata della tecnologia più appropriata a raggiungere risultati di sanità sostenibile, cioè è auspicabile la valutazione della tecnologia in sanità per evitare la corsa alla tecnologia più costosa per attrarre malati, non sostenuta da valutazione di esiti come processo culturale di miglioramento della sanità. In questo testo per semplicità si usa il termine anglosassone con cui è nota in letteratura la Valutazione della Tecnologia in Sanità, cioè la Health Technology Assessment con il suo acronimo HTA. La Società Italiana di HTA (SIHTA) nel documento programmatico detto Carta di Trento, definisce la valutazione delle tecnologie sanitarie come la complessiva e sistematica valutazione multidisciplinare (descrizione, esame e giudizio) delle conseguenze assistenziali, economiche, sociali ed etiche provocate in modo diretto e indiretto, nel breve e nel lungo periodo, dalle tecnologie sanitarie esistenti e da quelle di nuova introduzione. Tradizionalmente, essa rappresenta il ponte tra il mondo tecnico-scientifico della medicina e quello politico-amministrativo dei decisori.[2] Prevedere e verificare se l'introduzione di una nuova tecnologia modifica la spesa e/o la qualità della sanità è oggetto dell'HTA, per questo i percorsi HTA hanno caratteristiche multidisciplinari e multidimensionali, e tendono da una parte a rilevare l'appropriatezza delle procedure e dei percorsi diagnostico-terapeutici (PDT) e delle tecnologie, dall'altra a monitorare la spesa sanitaria e la salute nel tempo. Tale

---

[1] http://saluteinternazionale.info/2010/04/spesa-sanitaria-dei-paesi-ocse-trend-e-riflessioni/ (web 25.09.2015)
[2] Tratto da FS Mennini 29.04.2011 pdfProf. Francesco Mennini. Lezione FAD del 29 aprile 2011

riflessione è offerta ai decisori che allocano le risorse in modo sempre più consapevole e razionale e non solo sul criterio del prezzo più basso o delle conoscenze personali in un'autoreferenzialità che è altrettanto dannosa quanto l'autoreferenzialità medica. Infatti spesso e volentieri nuove tecnologie, molto efficaci e che hanno un prezzo molto più elevato dei competitor, alla fine garantiscono un risparmio per la struttura stessa se consentono una cura più durevole con minori complicanze. Il problema è che in mancanza di un background adeguato e di una forte pressione in termini di rispetto dei vincoli di bilancio può insorgere l'esigenza di valutare solo il prezzo del bene non il suo costo-efficacia. La valutazione HTA è quanto mai urgente e dovrebbe essere effettuata capillarmente, anche perifericamente.

Tab 1. La spesa sanitaria in termini di percentuale del PIL (EU15)

Nazioni	2002	2007	Variazione percentuale	Variazione annuale media
Austria	10.1	10.1	0.00%	0.00%
Belgium	9	10.2*	13.33%	2.50%
Denmark	8.8	9.8	11.36%	2.20%
Finland	7.8	8.2	5.13%	1.00%
France	10.5	11	4.76%	0.90%
Germany	10.6	10.4	-1.89%	-0.40%
Greece	9.1	9.6	5.49%	1.10%
Ireland	7.1	7.6	7.04%	1.40%
Italy	**8.3**	**8.7**	**4.82%**	**0.90%**
Luxembourg	6.8	n/a	n/a	n/a
Netherlands	8.9	9.8*	10.11%	1.90%
Portugal	9	n/a	n/a	n/a
Spain	7.3	8.5	16.44%	3.10%
Sweden	9.3	9.1	-2.15%	-0.40%
United Kingdom	7.6	8.4	10.53%	2.00%

In Italia già dagli anni '80 è iniziata la riflessione sull'HTA con esperienze sia regionali che locali, tuttavia solo da alcuni anni sono in corso studi di costo-efficacia.

Le ripercussioni sociali sono notevoli come ci ricorda l'Europa essendo l'Italia il paese che ha il maggior ritardo nell'accesso ai farmaci innovativi specie oncologici. Jonsson & Wilking (2008) evidenziano che l'Italia, all'interno dei Paesi maggiormente sviluppati, è quello con il più basso numero di nuovi farmaci oncologici introdotti e, allo stesso tempo, quello con i più lunghi tempi di accesso per i pazienti (Tab. 2 e Tab. 3)[3]. Uno dei fattori causanti è la durata dell'intervallo (Russo PG, Mennini FS et al. 2009)[4] tra il processo di valutazione e l'accessibilità al paziente, anche nel caso di farmaci importanti come quelli indirizzati al trattamento di malattie oncologiche. Tale intervallo è di circa 2,3 anni (857 giorni),[5] nonostante la capacità di comunicare sempre più a distanza offerta dall'informatizzazione della sanità[6]. S'impone altresì una riflessione etica sul cambiamento epocale che l'arte medica e la relazione medico-paziente attraversano: come può il medico essere considerato l'unico depositario della buona sanità? La medicina sta cambiando profondamente embricandosi sempre più solidalmente con altre competenze dall'economia alla statistica, dal management alla bioetica, dall'informatica all'ingegneria biomedica. L'HTA è anche per il medico un'opportunità per uscire dalla medicina difensiva in cui è sempre più rinchiuso per continuare ad essere il motore del progresso scientifico in medicina. Occorre che sviluppi collaborazioni con esperti in economia: anche l'IRCCS CROB di Basilicata intende potenziare tale inter-scambio, offrendo alla sanità lucana la possibilità di porsi in dialettica con i centri di ricerca più avanzati in ambito oncologico italiano, europeo, mondiale. Nella società attuale "tecno-medica post-umana è a rischio l'uguaglianza politica degli uomini ereditata dalla modernità e su cui si fondano le nostre società liberali, perché con le moderne tecnologie, l'uguaglianza biologica e i criteri di equità e giustizia possono venire meno" (F. Fukujama 2002) se non si costruiscono percorsi efficaci.[7]

---

[3] N. Wilking e B Jönsson: A pan-European comparison regarding patient access to cancer drugs. (http://www.med.mcgill.ca/epidemiology/courses/EPIB654/Summer2010/Policy/Cancer_Report%20Karolin ska.pdf) Accesso web del 25.09.2015
[4] Russo PG, Mennini FS, Rapporto - Sanità 2009 Sanità e sviluppo economico, Rapporto Ceis 2009
[5] http://www.dossetti.it/convegni/2009/1218farmaci/relazioni/MENNINI.pdf
[6] http://it.wikipedia.org/wiki/E-health (accesso web del 18-08-2011)
[7] F. Fukuyama, L'uomo oltre l'uomo. Le conseguenze della rivoluzione biotecnologica. Mondadori, Torino, 2002.

Drugs first Introduced before 1993	Date of launch	Drugs first Introduced 1993-1998	Date of launch	Drugs first Introduced 1999-2004	Date of launch
Methotrexate	Jan 1955	Paclitaxel	Apr 1993	Trastuzumab	Aug 1999
Cyclophosphamide	Jan 1958	Cladribine	Oct 1993	Tasonermin	Sep 1999
Fluorouracil	Jan 1962	Fludarabine	Jan 1994	Exemestane	Nov 1999
Megestrol	Jan 1963	Gemcitabine	Apr 1995	Zoledronic acid	Nov 2000
Vincristine	Jun 1965	Bicalutamide	May 1995	Imatinib	Jul 2001
Daunorubicin	Jan 1967	Anastrozole	Sep 1995	Alemtuzumab	Aug 2001
Cytarabine	Dec 1969	Irinotecan	Sep 1995	Gefitinib	Jan 2002
Bleomycin	Aug 1970	Docetaxel	Nov 1995	Fulvestrant	Aug 2002
Doxorubicin	Jan 1971	Oxaliplatin	Jul 1996	Ibritumomab tiuxetan	Jan 2004
Tamoxifen	Dec 1973	Ibandronic acid	Oct 1996	Cetuximab	Feb 2004
Ifosfamide	Feb 1976	Letrozole	Nov 1996	Bortezomib	Feb 2004
Tegafur	Feb 1978	Topotecan	Dec 1996	Pemetrexed	Apr 2004
Cisplatin	Oct 1979	Rituximab	Dec 1997	Bevacizumab	Oct 2004
Etoposide	Aug 1980	Capecitabine	Jun 1998		
Flutamide	Mar 1984	Temozolomide	Jul 1998		
Epirubicin	May 1984				
Mitoxantrone	Jun 1984				
Buserelin	Sep 1984				
Clodronic acid	Mar 1985				
Interferon alfa-2a	Jun 1986				
Triptorelin	Jun 1986				
Carboplatin	Sep 1986				
Goserelin	Mar 1987				
Nilutamide	Dec 1987				
Toremifene	Jan 1989				
Vinorelbine	Jun 1989				
Idarubicin	Feb 1990				
Pamidronic acid	Oct 1990				

Tab 2 : Accessibilità dei farmaci innovativi oncologici in Italia. Tratte da N. Wilking e B Jönsson: A pan-European comparison regarding patient access to cancer drugs.
http://ki.se/content/1/c4/33/52/Cancer_Report.pdf

La medicina d'altro canto guarda con interesse ai percorsi HTA, essendo chiamata da una parte ad indagare e conoscere sempre meglio la malattia e le esigenze di salute super specializzandosi, e dall'altra a conciliare la razionalizzazione delle risorse in un'ottica di efficienza ed efficacia, senza mai dimenticare che il motore primo ed ultimo del suo agire è l'ammalato e la natura umana. Inoltre oggetto di studio dell'HTA sono anche "gli strumenti organizzativi e procedurali che garantiscono, unitamente alle risorse umane e strumentali, il raggiungimento di un obiettivo assistenziale"[8]

---

[8] G Damiani e G. Ricciardi, Manuale di Programmazione e Organizzazione Sanitaria 2004, Ed. Idelson-Gnocchi

	Capecitabine	Gemcitabine	Imatinib	Irinotecan	Oxaliplatin	Rituximab	Trastuzumab	Vinorelbine
Europe	Jun 1998	Apr 1995	Jul 2001	Sep 1995	Jul 1996	Dec 1997	Nov 1998	Jun 1989
Austria	Sep 2000	Jun 1995	Dec 2001	Sep 1997	Jun 1998	Jul 1998	Oct 2000	Jun 1992
Belgium	Sep 2001	Jan 1997	Oct 2002	Jun 1999	Oct 2001	Jul 2000	Apr 2001	Jul 1999
Czech Republic	Feb 2001	Apr 1996	Apr 2002	Nov 1997	Feb 2001	Oct 1999	Mar 2001	Oct 1993
Denmark	Sep 2001	Mar 1997	Dec 2001	Dec 1998	NA	Dec 1998	Dec 2000	Jun 1998
Finland	Mar 2001	Sep 1995	Nov 2001	Apr 1997	NA	Jul 1998	Oct 2000	Nov 1996
France	Nov 1998	Jul 1996	Apr 2003	Sep 1995	Jul 1996	Jun 1998	Sep 2000	Jun 1989
Germany	Mar 2001	May 1996	Nov 2001	Sep 1998	Sep 1999	Jul 1998	Oct 2000	Feb 1996
Greece	Dec 1999	Jan 1997	May 2002	Feb 1998	NA	May 1999	May 2000	May 1997
Hungary	Jan 2002	Jan 1997	Dec 2001	Jul 1999	NA	Apr 2000	Jul 2001	Jan 1998
Ireland	Mar 2001	Apr 1998	Jan 2002	Sep 1998	NA	Aug 1998	Dec 2000	NA
Italy	Oct 2001	Jul 1996	Jan 2002	Nov 1997	Jun 2000	Mar 1999	Feb 2001	Mar 1992
Netherlands	Jun 2001	Jun 1995	Nov 2001	Sep 1998	Aug 1999	Jul 1998	Sep 2000	NA
Norway	Oct 1998	Mar 1997	Aug 2001	Aug 1998	NA	Feb 1998	Nov 1998	Oct 1998
Poland	Dec 2000	Mar 1997	Jan 2002	Jan 1999	Sep 2003	Dec 2000	Mar 2002	Oct 1994
Spain	Feb 2001	Nov 1995	Apr 2002	Jun 1997	Apr 2000	Sep 1998	Nov 2000	Apr 1993
Sweden	Feb 2001	Apr 1995	Nov 2001	Jun 1998	Sep 1999	Jun 1998	Oct 2000	Oct 1996
Switzerland	Jun 1998	Jun 1997	Jul 2001	Sep 1998	Sep 1999	Dec 1997	Aug 1999	Mar 1996
UK	Feb 2001	Dec 1995	Nov 2001	Mar 1997	Sep 1999	Jun 1998	Sep 2000	Jun 1997

Tab 2 e Tab 3: Accessibilità dei farmaci innovativi oncologici in Italia. Tratte da N. Wilking e B Jönsson: A pan-European comparison regarding patient access to cancer drugs.
http://ki.se/content/1/c4/33/52/Cancer_Report.pdf

Oggetto del presente lavoro è fare una presentazione ed un confronto sulle varie esperienze in atto nel mondo in tema di HTA, restringendo sempre di più il punto di vista dal momento internazionale al momento locale, per giungere a valutare se anche perifericamente può sorgere un interesse multispecialistico in tema di HTA.

Il presente lavoro effettuato in gran parte nel 2011, per gli Autori ha rappresentato la tesi del "Corso di formazione manageriale per direttori generali e amministrativi e per dirigenti sanitari con incarico di direzione sanitaria aziendale o responsabilità di struttura complessa" organizzato dalla Regione Basilicata e dal Centre for Economic and International Studies (CEIS) della Facoltà di Economia dell'Università di Tor Vergata di Roma.

Gli Autori esprimono il ringraziamento agli organizzatori del corso, ai colleghi Michele Aieta e Maria Di Novi per la partecipazione, al tutor del lavoro l'ingegnere Andrea D'Attis dell'Università di Tor Vergata per gli stimoli intellettuali, alla Direzione dell'IRCCS-CROB per averne autorizzato la pubblicazione, ai colleghi di lavoro per averne consentito la frequenza in serenità mentre li sostituivano nelle Unità Operative di appartenenza ed infine agli ammalati che si affidano alla loro competenza e li motivano a proseguire anche quando si vorrebbe mollare.

OBIETTIVI

Con il presente lavoro ci si è proposti tre obiettivi: il primo è capire se l'HTA è realmente un ponte senza pilastri[9] (Fig. 1) oppure una nuova disciplina scientifica in grado di informare i decisori e guidarne le scelte di politica ed organizzazione sanitaria.

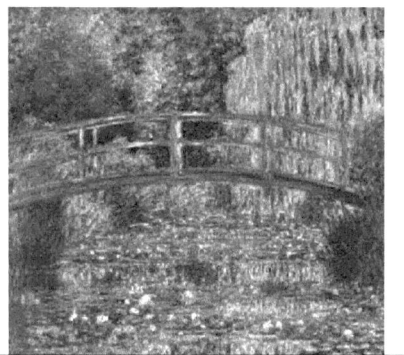

Fig.1: HTA ponte sospeso nel vuoto?
C. Monet Lo stagno delle ninfee 1899

Il secondo obiettivo è offrire una sintesi storica sulla HTA nel mondo, in Europa ed in Italia giungendo alla dimensione locale attraverso le organizzazioni che ai vari livelli

istituzionali si occupano di HTA, individuandone eventuali differenze e criticità. Infine il terzo obiettivo è fare una panoramica, nella variegata esperienza italiana, per conoscere gli argomenti che hanno già condotto alla pubblicazione di report e dossier, strumenti utili a disseminare la conoscenza HTA.

---

[9] L. Ballini: Health Technology Assessment: un 'ponte' sospeso nel vuoto? Politiche Sanitarie Volume 11 Numero 4 ottobre-dicembre 2010.

METODOLOGIA

La medicina non è autoreferenziale. Alla base di ogni scelta ci sono studi scientifici con finalità ben precise: in fase I il fine è capire la tossicità di una terapia (*primum non nocere*), in fase II si accerta il beneficio della terapia in esame, in fase III si confronta la novità con la terapia ritenuta più efficace fino a quel momento, infine nella fase IV si studia la farmacosorveglianza, cioè la tossicità sul lungo periodo. Fino a 30 anni fa la medicina doveva occuparsi solo di cercare la migliore evidenza clinica. "La Evidence-based Medicine (EBM) è un movimento culturale che si è progressivamente diffuso a livello internazionale, favorito da alcuni fenomeni che hanno contribuito ad una crisi dei modelli tradizionali della medicina: la crescita esponenziale dell'informazione biomedica in volume e complessità, che ha reso sempre più difficile l'aggiornamento professionale per il singolo medico; il limitato trasferimento dei risultati della ricerca all'assistenza sanitaria documentato da diversi fattori: ampia variabilità della pratica professionale, persistente utilizzo di trattamenti inefficaci, elevato livello di inappropriatezza in eccesso, scarsa diffusione di trattamenti efficaci ed appropriati; la crisi economica dei sistemi sanitari, contemporanea alla crescita della domanda e dei costi dell'assistenza; il maggior livello di consapevolezza degli utenti sui servizi e prestazioni sanitarie; lo sviluppo delle tecnologie informatiche culminato nell'esplosione di Internet che ha aperto una nuova era dell'informazione biomedica. In definitiva la EBM costituisce un approccio alla pratica clinica dove le decisioni cliniche risultano dall'integrazione tra l'esperienza del medico e l'utilizzo coscienzioso, esplicito e giudizioso delle migliori evidenze scientifiche disponibili, mediate dalle preferenze del paziente"[10]. La complessità del sapere medico richiede la capacità di riconoscere i falsi maestri che anche in medicina non mancano.[11] Ma in questo momento storico ciò non è più sufficiente, la cultura medica tradizionale ha trascurato la valutazione economica dell'operare sanitario, molto spesso considerando tali conoscenze come improprie o

---

[10] http://www.gimbe.org/eb/definizione.asp
[11] T. Jefferson, V. Demicheli, M. Mugford, La valutazione economica degli interventi sanitari, 1997

8

solo accessorie al proprio ambito. La medicina invece, non può non completare il suo sapere aprendosi alla prospettiva sostenibile del proprio agire. I medici che ci hanno provato negli anni '90 hanno posto le basi per l'HTA.

Consapevolmente convinti di poter contribuire solo in minima parte all'alfabetizzazione in termini di HTA, sì è tentato di mettere mano ad un lavoro con l'intento di colmare una lacuna della formazione medica degli anni '80-'90. Attualmente la medicina infatti non può più esimersi dalla produzione o interpretazione di valutazioni tecnico – economiche delle tecnologie, per fare ciò occorre acquisire competenza specifiche. Per questa ragione si è studiata la letteratura e le risorse diffuse in internet sull'argomento. Si è messa a fuoco l'esperienza raccolta e si sono analizzati i report di HTA. Dopo questa ricognizione della letteratura si è messa in atto la riflessione sui contenuti acquisiti ed è stata avanzata una proposta operativa per ampliare l'esperienza locale in ambito di HTA.

RISULTATI ed IMPLICANZE OPERATIVE

CAPITOLO 1

1.1 Definizioni di HTA

Il termine tecnologia è una parola composta che deriva dalla parola greca τεχνολογία (tékhne-loghìa), letteralmente "discorso (o ragionamento) sull'arte", dove con arte si intendeva sino al secolo XVIII il saper fare, quello che oggi indichiamo con la tecnica. Se la tecnica riguarda la manualità, il ragionamento diventa la razionalizzazione o comprensione dei risultati raggiunti attraverso l'azione concreta: in sintesi la tecnologia diventa il progetto della tecnica. Nella seconda metà del XX secolo negli Stati Uniti e in Europa emergono progressivamente posizioni molto critiche nei confronti di un progresso sia tecnologico sia scientifico che trova nella bomba nucleare la sua conclusione più drammatica. L'idea di progresso, resa universale dall'illuminismo e dalla rivoluzione francese, entra in crisi nell'era post-umana. La scienza e la tecnologia perdono la loro condizione di neutralità e richiedono valutazioni anche morali quando possono indurre la trasformazione profonda della natura umana[12]. J. R. Oppenheimer, fisico che contribuì agli studi sulla bomba atomica afferma che i fisici hanno conosciuto il male, al contrario di Ettore Majorana che intuendo la portata distruttiva della bomba atomica, preferì scomparire passando per un suicida[13]. Nell'era post-umana attuale non è chiesto di scomparire ma di parlare per non essere complici nella responsabilità etica inerente programmi tecnologici che possono avere ripercussioni decisive sulla salute.

Il termine valutazione tecnologica - Technology Assessment (TA) fu adottato per la prima volta nel 1967 al Congresso degli Stati Uniti dall'italiano, Emilio Daddario, membro del Committee on Science and Astronautics. "Technical information needed by policymakers is frequently not available, or not in the right form. A policymaker

---

[12] http://it.wikipedia.org/wiki/Tecnologia
[13] Sciascia L. "La scomparsa di Maiorana" Einaudi. 1975

cannot judge the merits or consequences of a technological program within a strictly technical context. He has to consider social, economic, and legal implications of any course of action" (US Congress, House of Representatives 1967)[14]. Egli sosteneva che le informazioni tecniche a disposizione dei decisori non sempre sono esaustive se analizzate solo dal punto di vista tecnologico, e questo non gli consente di prevedere e prevenire le conseguenze dei programmi tecnologici.

Nel XXI secolo è cresciuto esponenzialmente il ricorso alla tecnologia anche in sanità tanto da imporsi l'attenzione alla sua valutazione come promotore di salute e ricchezza per un sistema paese. La definizione della disciplina HTA data dalla Società Italiana (SIHTA) nella Carta di Trento nel 2006 (Tab. 4) è "la complessiva e sistematica valutazione multidisciplinare (descrizione, esame e giudizio) delle conseguenze assistenziali, economiche, sociali ed etiche provocate in modo diretto e indiretto, nel breve e nel lungo periodo, dalle tecnologie sanitarie esistenti e da quelle di nuova introduzione. Tradizionalmente, essa rappresenta il ponte tra il mondo tecnico-scientifico e quello dei decisori". La Carta di Trento definisce che la valutazione tecnologica deve coinvolgere tutte le parti interessate all'assistenza sanitaria, tuttavia fino ad oggi alcuni soggetti, come le associazioni di pazienti non sono incluse nelle valutazioni[15]. Inoltre nella valutazione occorre prendere in considerazione tutti gli elementi che concorrono all'assistenza sanitaria a tutti i livelli gestionali e deve trovare spazio sia prima dell'introduzione, sia durante che dopo la introduzione e per tutto il ciclo di vita. Per esempio quando si introduce un acceleratore lineare in sanità, i primi anni di uso saranno gravati dall'ammortamento del prezzo, tuttavia dopo tale periodo la comunità sanitaria ne beneficerà. Altro esempio è quello relativo alle coorti sottoposte dalla regione Basilicata alla vaccinazione da HPV che ha richiesto un investimento più consistente solo fino al momento in cui la coorte è diventata una, cioè solo i primi 7 anni, a fronte di un prezzo che si è abbassato essendo numerose le dosi acquistate. La valutazione delle

---

[14] Di Novi C. "Dalle Origini dell'Health Technology Assessment all'Esperienza della Regione Piemonte" http://www.coripe.unito.it/files/13_1_dinovi.pdf (Accesso web del 22.08.2011)
[15] Carta di Trento tratto da www2.aress.piemonte.it/cms/letture/risorse-web.html?download (accesso web del 22.08.2011)

tecnologie sanitarie è una necessità e un'opportunità per la governance integrata dei sistemi sanitari e delle strutture che ne fanno parte; un processo multidisciplinare che deve svolgersi in modo coerente con gli altri processi assistenziali e tecnico-amministrativi dei sistemi sanitari e delle strutture che ne fanno parte.

CHI	1. la valutazione delle tecnologie sanitarie deve coinvolgere tutte le parti interessate all'assistenza sanitaria
COSA	2. la valutazione delle tecnologie sanitarie deve riguardare tutti gli elementi che concorrono all'assistenza sanitaria;
DOVE	3. la valutazione delle tecnologie sanitarie deve riguardare tutti i livelli gestionali dei sistemi sanitari e delle strutture che ne fanno parte;
QUANDO	4. La valutazione delle tecnologie sanitarie deve essere un'attività continua che deve essere condotta prima della loro introduzione e durante l'intero ciclo di vita.
PERCHÉ	5. la valutazione delle tecnologie sanitarie è una necessità e una opportunità per la governance integrata dei sistemi sanitari e delle strutture che ne fanno parte;
COME	6. la valutazione delle tecnologie sanitarie è un processo multidisciplinare che deve svolgersi in modo coerente con gli altri processi assistenziali e tecnico-amministrativi dei sistemi sanitari e delle strutture che ne fanno parte.

Tab 4 Carta di Trento: le organizzazioni aderenti al Network Italiano di Health Technology Assessment (NI-HTA), durante il "1° Forum italiano per la valutazione delle tecnologie sanitarie" organizzato a Trento dal 19 al 21 gennaio 2006 dall'Azienda Provinciale per i Servizi Sanitari di Trento, dall'Università di Trento e dal Network Italiano di Health Technology Assessment, concordano sui sei principi illustrati in tabella.

La medicina del futuro sarà sempre più vincolata a giudizi di HTA, giudizi eminentemente economici oltre che di efficacia clinica ed organizzativa. Occorre fare programmi di HTA a breve, medio e lungo termine per arrivare pronti alla sanità del domani; le società, infatti attualmente sono indotte a pensare la sanità solo come un bilancio da far quadrare o risorse da tagliare, ma investendo in valutazioni di HTA si potrebbe dimostrare che la sanità è fonte di ricchezza per il sistema paese.

Dal glossario stilato dall'International Network of Agencies for Health technology Assessment (INHTA), per tecnologia sanitaria - health technology - si intende un ambito molto vasto relativo ad ogni intervento teso a promuovere la salute in ambito di prevenzione, diagnosi e trattamento nonché nella riabilitazione. Si considerano appartenenti alla tecnologia sanitaria i farmaci, i dispositive medici, i percorsi diagnostico-terapeutici ed organizzativi in ambito sanitario. Questa definizione ampia è attualmente condivisa pur essendovi già organismi che si occupano di farmaci e dispositivi medici.

La definizione può essere sintetizzata come la metodologia "tecnico scientifica, applicabile in sede istituzionale, politica e clinica per assicurare il governo e la sostenibilità delle innovazioni nei sistemi sanitari"[17]. La valutazione HTA ha *caratteristiche* multidisciplinari e multidimensionali. Molti sono coloro che hanno interesse alla valutazione di HTA: i pazienti ed i medici sono interessati a capire il beneficio che potrà esservi nell'introduzione di una tecnologia, i manager perché

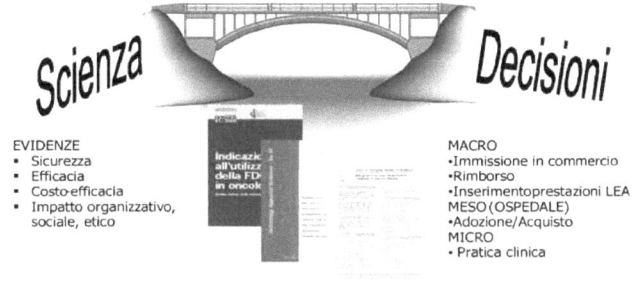

EVIDENZE
- Sicurezza
- Efficacia
- Costo-efficacia
- Impatto organizzativo, sociale, etico

MACRO
- Immissione in commercio
- Rimborso
- Inserimentoprestazioni LEA
MESO (OSPEDALE)
- Adozione/Acquisto
MICRO
- Pratica clinica

Fig 2: A. Cicchetti, Introduzione all'Health Technology Assessment, Il Pensiero Scientifico Editore, Roma, 2008[16].

interessati alla riduzione del rischio ed all'aumento della qualità della salute prodotta per diventare competitor sul territorio, l'industria per motivi economici, i cittadini e i decisori per motivi legali, sociali e di politica sanitaria, (Fig 2). La valutazione della tecnologia viene espressa su documenti (chiamati report, dossier, ecc di HTA) che

[16] http://www.gisapitalia.it/drupal/articolo_cicchetti_hta_definizioni_e_principi (Accesso web del 21.08.2011)
[17] www.governo.it/GovernoInforma/...sanitario.../4_piano_sanitario2011_2013 (accesso web 21.08.2011)

sono pubblicati sia in formato cartaceo che in formato elettronico al fine di disseminare le ricerche di HTA.

Il mercato tecnologico ha cambiato il mondo clinico permettendo un allungamento della sopravvivenza: negli Stati Uniti gli interventi di by-pass coronarico effettuati negli ospedali non federali sono passati da 53.000 nel 1974 (24 ogni 100.000 abitanti) a 137.000 nel 1980 (60 ogni 100.000 abitanti), a 284.000 nel 1986 (122 ogni 100.000) abitanti, con una diffusione rapida e continua nel corso degli anni; in Italia i centri dialisi sono passati, fra il 1973 e il 2004, da 159 a 961 e i posti dialisi da 1.565 a più di 9.000[18]. Le prime apparecchiature di tomografia computerizzata (TC) nel 1978 avevano il calcolatore che occupava un'intera stanza e ciascuna immagine era elaborata in 10 minuti, contro lo stesso tempio impegato per acquisire l'intero volume corporeo dalle attuali TC volumetriche elicoidali. Il numero di detettori attualmente posizionati in una TC è di 256 contro l'unico detettore degli anni '80. E' allora inevitabile che l'innovazione ha un costo che si ripercuote su tutta il percorso diagnostico, clinico e assistenziale-terapeutico del paziente. La valutazione economica per questo non può limitarsi al prezzo del farmaco o della tecnologia quanto piuttosto occorre effettuare un'analisi dei costi diretti ed indiretti (per es. le giornate di lavoro non perse) e di ricchezza indotta nel paese dall'introduzione nella pratica clinica di una nuova tecnologia. Per esempio nella sclerosi multipla i farmaci più innovativi, che hanno anche il prezzo più alto, si sono rivelati più efficaci di competitor: la conseguenza è che il farmaco risulta un investimento per la salute pubblica. Il farmaco al prezzo minore non è detto che sia il migliore dal punto di vista dell'efficacia, anzi le stime attualmente disponibili dimostrano come una tecnologia di prezzo elevato (target-therapy) può cambiare la storia naturale di una malattia oncologica, quindi alla fine il farmaco risulta essere migliore dal punto di vista economico-sociale. Il giudizio sui programmi tecnologici non può essere limitato al puro aspetto tecnico ma deve estendersi alle conseguenze sociali, economiche e legali.

---

[18] Sacchini D.: L'Health Technology Assessment (HTA) e i suoi aspetti etici. *Medicina e Morale 2007/1*

1.2   Cenni storici sulla divulgazione dell'HTA

L'acronimo "HTA", in senso moderno, può essere storicamente collegato a due episodi che si sono verificati nel 1972[19]. Il primo è la pubblicazione del volume di Archibald Cochrane "Effectiveness and Efficiency",[20] nel quale viene proposto un nuovo metodo di valutazione dell'efficacia terapeutica non più basato esclusivamente sul costo, ma si introduce il concetto di efficacia cioè il miglior risultato al minor costo. Il secondo episodio è rappresentato dalla fondazione dell'ufficio di monitoraggio delle tecnologie, l'Office of Technology Assessment (OTA), da parte del Congresso statunitense. Da quel momento tutte le Nazioni hanno iniziato a riflettere in termini di HTA: in Canada nel 1988 con la costituzione del Conseil d'évaluation des technologies de la santé (CETS), e poi dal 2000 con l'Agencie d'évaluation des technologies et des modes d'intervention en santé (AETMIS).

In Europa la maggior parte degli organismi di valutazione delle tecnologie sanitarie sono stati istituiti tra la fine degli anni '80 e la prima metà degli anni '90. Gli organismi europei di HTA sono quasi tutti finanziati attraverso risorse pubbliche e sono costituiti da strutture tecniche emanate direttamente dalle autorità di governo. I pareri espressi hanno, in genere, valore consultivo a livello nazionale, fatta eccezione per l'Olanda e l'Agence Française de Sécurité Sanitaire des Produits de Santé (AFSSAPS), le cui indicazioni sono vincolanti.

La Francia ha visto la nascita del Comité d'Évaluation et de Diffusion des Innovations Technologiques (CEDIT) nel 1982; la Svezia dello Stätens Beredning för medicinsk Utvärdering (SBU) nel 1987. La Danimarca ha implementato un programma nazionale di HTA nel 1996, mentre la fondazione del Danish Istitute for Technology Assessment (DIHTA) è del 1997. La Francia ha visto accrescere notevolmente la diffusione della valutazione tecnologica dopo la riforma del sistema sanitario del 1996, al punto che oggi risulta collegata a qualsiasi scelta di politica

---

[19] Banta HD, *The development of health technology assessment*, Health Policy 2003,63 (2): 121-132
[20] Cochrane A.L., *Effectiveness and efficiency: Random Reflections on Health Services*, London: Nuffield Provincial Hospitals Trust, 1972

sanitaria. Infatti l'Haute Autorité de Santé (HAS), istituita nel 2004 in sostituzione della Agencie nationale d'accréditation et d'evaluation en santé (ANAES), è coinvolta in quasi tutti i processi di politica sanitaria quali l'accreditamento delle strutture sanitarie, l'elaborazione di tariffe di rimborso per le prestazioni ambulatoriali, la pianificazione degli interventi in tecnologie, ecc.

La Svezia, ha fatto ricorso all'HTA nei processi decisionali relativi all'ambito sanitario istituendo già dal 1987, un'agenzia nazionale di HTA, lo Stätens Beredning för medicinsk Utvärdering (SBU). In Germania nel 2001 è sorta l'agenzia Deutsche Agentur für Health Technology Assessment (DAHTA). In Olanda i processi di programmazione e di remunerazione in ambito sanitario si svolgono quasi tutti sulla base di attività di HTA, sia per ciò che concerne il settore pubblico sia per ciò che concerne il settore privato assicurativo. Nel Regno Unito c'è stata l'istituzione nel 1999 del National Institute for Clinical Excellence (NICE) che ha rappresentato una decisiva spinta al processo di affermazione dell'HTA, ampiamente adoperata, allo stato corrente, come strumento di controllo della spesa sanitaria e di ottimizzazione delle risorse; in Spagna accompagna le decisioni di politica sanitaria sia del governo centrale sia dei governi regionali autonomi.

L'impatto sul processo decisionale dei risultati di Costo Efficacia è ampio in particolare in: Regno Unito, Svezia, Finlandia, Olanda, Danimarca, Irlanda.

Negli anni '90 in Italia, sebbene sia storica la collaborazione tra gli epidemiologi toscani con il canadese Batista uno dei padri fondatori dell'HTA, non si è sviluppato un gruppo di studio dell'HTA, ma un ruolo simile è stato svolto dall'Agenzia per i Servizi Sanitari Regionali (ASSR)[21] e dalla Commissione Unica sui Dispositivi Medici (CDU)[22]. Infine la deliberazione n. 73/CU del 20 settembre 2007 ha assegnato

---

[21] Istituita ai sensi dell'art. 5 del D. Lgs. 30 giugno 1993, n. 266 (Decreto Legislativo 30 giugno 1993, n. 266. Riordinamento del Ministero della sanità, a norma dell'art. 1, comma 1, lettera h), della legge 23 ottobre 1991, n. 421, Gazzetta Ufficiale della Repubblica Italiana (GU), Supplemento ordinario, serie generale, n. 180; 3 agosto 1993), la ASSR svolge, sotto la diretta vigilanza del Ministero della Salute, un'azione di coordinamento delle varie Agenzie Sanitarie Regionali e ha fra le sue competenze lo "sviluppo degli strumenti e delle metodologie per il controllo di gestione e riscontro dei relativi risultati".
[22] Istituita ai sensi dell'art. 57 della Legge 27 dicembre 2002, n. 289 (Legge 27 dicembre 2002, n. 289. Disposizioni per la formazione del bilancio annuale e pluriennale dello Stato (legge finanziare 2003), Gazzetta Ufficiale della Repubblica Italiana (GU), n. 305; 31 dicembre 2002), la CDU è un "organo consultivo tecnico del Ministero della Salute, con il compito di definire e aggiornare il repertorio dei

all'AGE.NA.S (ex ASSR), tra le sue nuove funzioni, anche quella di supporto alle Regioni per lo sviluppo di attività stabili sul fronte dell'HTA in raccordo con il Ministero della Salute; ha finora elaborato 7 report di HTA (v. paragrafo Report HTA). L'Age.Na.S ha concluso il progetto del Centro di Osservazione delle Tecnologie biomediche Emergenti (COTE) ed ha avviato lo sviluppo di un "portale" istituzionale per l'HTA per la condivisione di metodi e informazione sull'HTA.

L'Age.Na.S coordina anche la Rete italiana HTA (RiHTA) che è nata come collaborazione in rete per la realizzazione e lo sviluppo di iniziative, progetti ed interventi volti all'ottimizzazione delle valutazioni sistematiche delle tecnologie sanitarie nell'ambito dei Servizi Sanitari Regionali, basandosi sulle capacità e le competenze disponibili tra i partecipanti mediante il confronto dei piani di lavoro, l'identificazione delle tecnologie ed interventi sanitari di cui le singole Regioni prevedono di doversi occupare nel prossimo futuro da affrontare in modo collaborativo per evitare eventuali duplicazioni, la condivisione di un metodo collaborativo che consenta la divisione dei compiti sulla base dell'expertise già presente nella rete, lo sviluppo di metodi per adattare a livello regionale valutazioni di tecnologie e interventi sanitari già esistenti a livello nazionale o internazionale.

Il Piano Sanitario 2011-2013 riconosce il ruolo dell'HTA nel supporto di diversi livelli decisionali del sistema sanitario nazionale (SSN) e attribuisce un ruolo di coordinamento delle attività di valutazione agli organi tecnici centrali del SSN, il nucleo di Innovazione Sperimentazione e Sviluppo (ISS) e l'Agenzia per i Servizi Sanitari Regionali (Age.Na.S).

La rete collaborativa interregionale per l'HTA (RIHTA) riceve dal Piano Sanitario il ruolo di promuovere lo scambio di conoscenze. La condivisione di esperienze e risultati, infatti, può garantire la promozione della qualità dei servizi sanitari in maniera efficiente, ossia con l'ottimizzazione dell'impiego di risorse umane e finanziarie anche usufruendo di importanti strumenti, come quelli messi a punto dall'European Network for Health Technology Assessment (EUnetHTA), in grado di

---

dispositivi medici, di classificare tutti i prodotti in classi e sottoclassi specifiche con l'indicazione del prezzo di riferimento".

consentire il trasferimento dei risultati di processi di HTA da un contesto a un altro. La solidità della Rete di HTA sarà quindi fondamentale per la diffusione dell'Evidence Based Practice[23]. La rete interregionale di HTA (RIHTA) è senza dubbio una grande opportunità di miglioramento per la sanità: nell'organizzazione del lavoro, nella razionalizzazione ed oggettivazione delle necessità, nell'attenzione che la metodologia richiede alle necessità di tutti gli attori coinvolti nel processo decisionale e non da ultimo nella possibilità di incidere sui costi sanitari attraverso la razionalizzazione delle risorse esistenti e la riduzione dei costi unitari di acquisto, qualora tende ad operare scelte di centralizzazione della spesa. L'azienda sanitaria è tra le più grandi aziende esistenti in Italia, pertanto è anche la più complessa in termini di processi organizzativi ed è per questo più difficile l'affermarsi di una metodologia innovativa.

Anche a livello internazionale la promozione della cultura HTA è stata favorita dalla nascita di alcuni organismi e di reti quali l'International Network of Agencies for Health Technology Assessment (INHTA), fondato nel 1993 con l'obiettivo di coordinare l'attività internazionale di HTA e di supportare i membri nella definizione di metodiche comuni e condivise di valutazione. In collaborazione con la New York University, ha implementato un database dei rapporti prodotti dai soggetti affiliati.

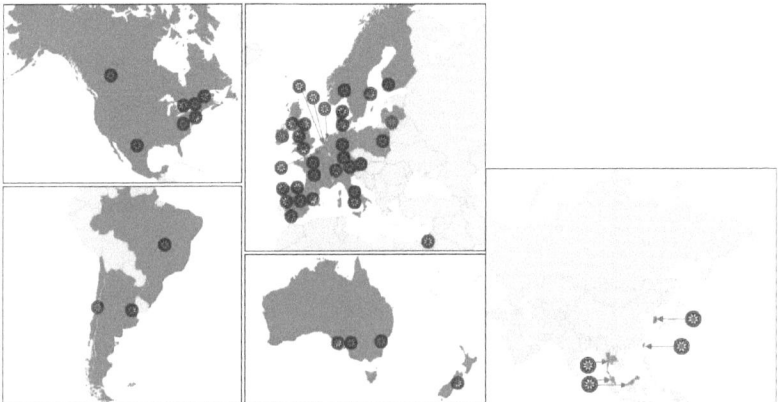

Fig 3: Tratta da C. Di Novi Dalle Origini dell'Health Technology Assessment all'Esperienza della Regione Piemonte

---

[23] Schema di Piano Sanitario Nazionale 2011-2013. (Accesso del 20.08.2011) http://www.salute.gov.it/imgs/C_17_pubblicazioni_1454_allegato.pdf

Nell'INHTA, la cui segreteria ha sede a Stoccolma, fanno capo i Paesi dei cinque continenti raffigurati in Fig 3[24].

Altre reti che si sono costituite sono l'International Society of Technology Assessment in Health Care (ISTAHC) e lo European network for Health Technology Assessment (EUnetHTA).

L'ISTAHC è sorta nel 1985 ed è una società scientifica internazionale che raggruppa diverse organizzazioni (pubbliche e private) operanti nell'ambito della valutazione delle tecnologie sanitarie. Essa presiede all'organizzazione di un importante convegno internazionale con cadenza annuale. Nell'aprile del 2003 l'ISTAHC è stata sciolta ed è stata contestualmente fondata una nuova società, l'Health Technology Assessment International (HTAi).

L'EUnetHTA è nato nel 2006; è finanziato dall'Unione Europea e dai membri aderenti, e ne fanno capo cinquantanove partners appartenenti a trentuno Paesi.

Nel 2003 è nato il primo Network Italiano di Health Technology Assessment (NI-HTA) dal progetto di ricerca Promozione di un Network per la diffusione di Health Technology Assessment per la gestione delle tecnologie nelle Aziende Sanitarie[25]. Il NI-HTA raggruppa 10 strutture, il cui coordinamento è affidato all'Unità di Valutazione delle Tecnologie (UVT) del Policlinico Universitario "A. Gemelli". Nel gennaio 2007 è nata la Società Italiana di Health Tecnology Assessment (SIHTA) che, basandosi sui principi definiti nella Carta di Trento, ha come fine la diffusione della cultura e della pratica dell'HTA, nei comportamenti e nelle scelte di tutti coloro che in Italia nutrono interessi nell'assistenza sanitaria. La SIHTA si propone di favorire la condivisione delle migliori pratiche di HTA e la collaborazione tra gli organismi del servizio sanitario nazionale, le Regioni e le istituzioni nazionali ed

---

[24] Per maggiori dettagli si può visitare il sito internet: http://www.inahta.org
[25] il NI-HTA rientra tra i "programmi speciali" (art. 12-bis, comma 6 del D. Lgs. 19 giugno 1999, n. 229 (Decreto Legislativo 19 giugno 1999, n. 299. Norme per la razionalizzazione del Servizio sanitario nazionale, a norma dell'articolo 1 della legge 30 novembre 1998, n. 419, Gazzetta Ufficiale della Repubblica Gazzetta Ufficiale Italiana, Supplemento ordinario n. 132, n. 165, 16 luglio 1999) della Direzione Generale della Ricerca Sanitaria del Ministero della Salute.

internazionali che hanno gli stessi interessi scientifici e professionali[26]. Ogni anno indice un incontro Nazionale che quest'anno in novembre si terrà a Udine sul tema "HTA è qualità dei servizi sanitari". La SIHTA ha avviato nel 2010 l'Health Policy Forum (HPF) quale strumento di dibattito tra tutti coloro che, nella loro veste di politici, ricercatori, policy maker, produttori di tecnologia e cittadini, hanno un interesse strategico nell'HTA.

CAPITOLO 2

2.1 Metodologia e percorso di HTA

La sanità ha subito un profondo cambiamento nell'impostazione sociale ed economica. Negli anni '70 i lavori di Cochrane sulla gratuità dei trattamenti sanitari se efficaci hanno introdotto il discorso sul governo clinico tra offerta e domanda nel mercato sanitario e le riforme erano orientate al miglioramento dell'appropriatezza, della qualità e al controllo dei rischi in ambito sanitario. Negli anni '90 in seguito all'aumento della spesa sanitaria a causa dell'introduzione di tecnologia sempre più costosa, l'economista Williams iniziò ad introdurre il concetto che la gratuità del trattamento doveva esserci solo per le terapie costo-efficaci. Le riforme sanitarie da questo momento in poi non sono più mera organizzazione del sistema sanitario ma sono orientate al contenimento o alla razionalizzazione della spesa sanitaria. Razionalizzazione tuttavia non vuole dire esclusivamente il taglio delle spese in sanità, perché si potrebbe investire in tecnologie che sulle prime determinano una importante allocazione di risorse, ma alle lunghe promuovono la salute del Paese. La valutazione di costo-efficacia è il fulcro della valutazione economica in HTA che si presenta come un modello a 5 dimensioni che coinvolgono a loro volta 5 attori o portatori di interesse (stakeholders) (Fig 4). La novità della valutazione HTA è l'analisi economica che offre ai pazienti e ai clinici un parametro fino a questo momento storico considerato solo parzialmente come prezzo di un bene tecnologico

---

[26] T. Scarabino, M. Centonze, A. Carriero Management in radiologia - Springer, 2010

introdotto in sanità. La valutazione economica introduce una valutazione nuova nei parametri clinici e sicuramente il clinico non è adeguatamente formato ad effettuare questa valutazione, occorre che un economista disegni progetti di ricerca per capire se una tecnologia impatta la relazione costo-efficacia oppure no.

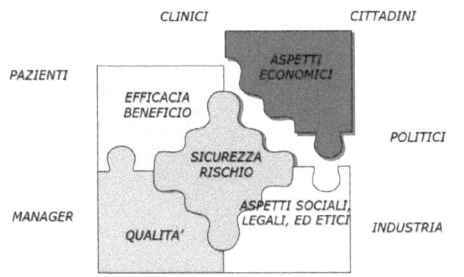

Fig 4: Metodologia di Valutazione HTA a 5 dimensioni proposta da Mennini FS della Facoltà di Economia dell'Università di Tor Vergata (Roma). Le cinque dimensioni sono associate ai portatori di interesse nei confronti della HTA

Questa informazione può diventare molto importante quando usata dal decisore per allocare le risorse in modo razionale.

Esiste anche il modello triangolare (Fig. 4) che si fonda sulle conoscenze più rilevanti in un dato ambito medico; compie la sintesi tra le tecniche di ricerca scientifica con quelle di tipo economico ed amministrativo per fornire una base culturale completa ed utile nel processo decisionale per un utilizzo razionale delle risorse di tipo efficiente (prestazione al costo più basso) ed efficace (prestazione anche più costosa ma che nel tempo determina un miglioramento della salute).

Qualunque sia il metodo di valutazione l'HTA è fondamentale per fornire informazioni per i processi decisionali costituendo un collegamento tra la conoscenza scientifica e i differenti livelli decisionali. Se la ricerca scientifica consente di acquisire nuove conoscenze, la metodologia HTA aiuta il decisore. La riflessione etica che nasce dalla valutazione di tale modello è che il centro del pensiero si sposta dal paziente all'impatto tecnico – economico, una volta dimostrata l'appropriatezza clinica di una tecnologia. Tuttavia non si può prescindere dalla razionalizzazione delle risorse se si vuole continuare a migliorare la salute: si dovrà necessariamente scegliere tra competitor a favore dell'efficacia non solo clinica ma anche economica ove la valutazione economica va a prendere in considerazione sia i costi diretti che indiretti della sanità. L'HTA in ambiente sanitario può essere condotta su uno o più dei seguenti indicatori: la *performance, sensibilità e specificità* di alcuni aspetti diagnostici, di conformità con le specifiche di fabbricazione, di affidabilità, di semplicità di utilizzo o di manutenzione; la *Sicurezza Clinica* intesa come giudizio sull'accettabilità di un rischio associato all'uso di una tecnologia in una particolare situazione. L'*efficacia/beneficio* che si trae usando una tecnologia in relazione ad un preciso problema in condizioni reali (es. protocolli cautelativi che coinvolgono pazienti che rientrano in ristretti criteri di selezione). L'*Efficienza/Beneficio* che si ottiene utilizzando una tecnologia per un particolare problema in condizioni di routine (es. in una comunità ospedaliera che comprende un'ampia gamma di tipologie di pazienti).

L'*impatto economico* si può valutare a più livelli: il livello *micro* si riferisce a costi, prezzi, tariffari apportati da una tecnologia per una particolare applicazione in una Unità Operativa per es; il livello *meso* si riferisce alle attività economia di un intera organizzazione (per esempio il bilancio di una azienda sanitaria), i livelli *macro-economici* si riferiscono alle conseguenze che nuove tecnologie possono avere sui costi della sanità a livello nazionale (ad es. effetti di una tecnologia nel migliorare la sopravvivenza legata a malattie oncologiche). *Impatti sociali, legali, etici, politici*: molte tecnologie sollevano questioni sociali, etiche, politiche come ad es. i trattamenti contro l'infertilità, il trapianto di organi, la nanotecnologia, la tecnologia migliorativa delle performance non della salute.

Il percorso nella valutazione HTA è complesso e può essere riassunto come identificazione di un bisogno di salute e la sua prioritarizzazione rispetto ad altri. Questo determina il commissionamento di un report che documenta innanzitutto che l'oggetto in studio segue la migliore evidenza in medicina (evidence based medicine - EBM). In ogni nucleo di HTA è auspicabile la presenza di una competenza etica in grado di orientare la ricerca riflettendo sul senso della tecnologia stessa in termini di cambiamento indotto nella specie umana (es. dalla nanotecnologia, dalla target therapy, dalla nanomedicina). Il nucleo di HTA oltre che svolgere un ruolo economici e clinico può essere anche un promotore etico: può cioè operare per l'affermazione del principio di equità.

In dettaglio si possono tracciare i seguenti punti (Fig 5) che sono generalmente considerati la struttura di base per la conduzione di un processo di HTA[27].

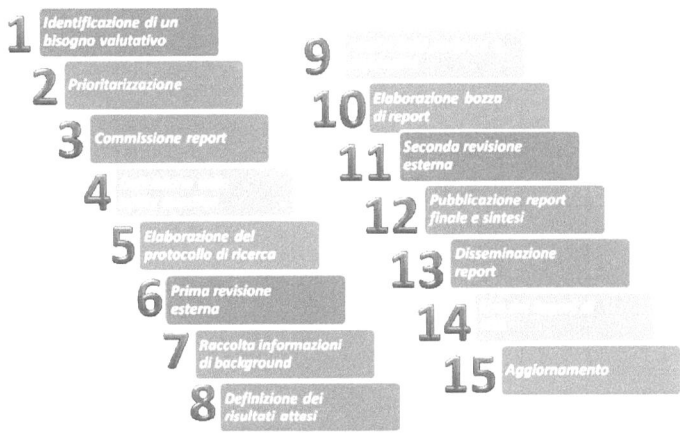

Fig 5: Percorso HTA modificata da Tom Jefferson."HTA" Il pensiero scientifico editore, marzo 2011

1. **Identificazione degli oggetti di valutazione**. La sessione verte sulla scelta di ciò che deve essere valutato. Momento iniziale di una valutazione è, infatti, quello di specificare, anzitutto, la domanda (policy question) cui si vuole dare riposta, il che implica l'identificazione di un problema rilevante per i decisori in ambito sanitario. Ne deriva la necessità di articolare una metodologia per identificare i vari criteri di selezione delle valutazioni e stabilirne le priorità. Se alcuni programmi di assessment ricorrono a metodologie consolidate per individuarli, altri li stabiliscono ad hoc in modo informale e in base al particolare progetto. Senza voler seguire alcun ordine particolare, un possibile, non esaustivo, elenco di criteri potrebbe essere il seguente:

---

[27] Philips Z et al, Review of guidelines for good practice in decision-analytic modelling in health technology assessment. Health Technol Assess. 2004 Sep;8(36):iii-iv, ix-xi, 1-158

alto tasso di mortalità e sofferenza a seguito di una qualche patologia; alto numero di pazienti affetti da una malattia; elevati costi sanitari o complessivi di una determinata tecnologia; elevata possibilità di miglioramento delle condizioni dei pazienti dopo una sua eventuale introduzione; controversie scientifiche, professionali o pubbliche inerenti a essa; necessità di un suo acquisto. L'HTA può rispettivamente essere orientato: in senso tecnologico (*technology-oriented*) in cui si valutano caratteristiche e impatto di una tecnologia sul sistema sanitario; In termini di soluzioni strategiche ad un dato problema (*problem-oriented*); in termini gestionali su un progetto o programma (*project-oriented*). Una tecnologia può essere analizzata in un qualunque stadio del suo "ciclo di vita" (sviluppo e diffusione). I suoi possibili stadi sono: *concettuale* (nei primi tempi di sviluppo della tecnologia); *sperimentale* (quando si è alle prime fasi di test e di valutazione con l'utilizzo di animali o modelli); *investigativo* (quando si procede con le prime valutazioni cliniche); *stabile* (la tecnologia in esame è uno standard, il cui uso è diffuso); *obsoleto* (la tecnologia in esame è superata da una nuova o ne è stata provata l'inefficacia).

2. **Specificazione del problema**. Il passaggio consiste nell'esplicitare chiaramente la o le domande alle quali si vuole dare una risposta. Definito in letteratura anche come domanda in oggetto *(research question),*[28] esso rappresenta la specificazione, in termini "empirici", della policy question: in altre parole, ciò significa inquadrare il problema oggetto di studio in termini di aspetti specifici di evidenza scientifica, di ben definiti strumenti e di misure dell'efficacia pratica.

3. **Determinazione del gruppo che procederà alla valutazione**. La sessione prevede la scelta delle figure che abbiano sviluppato, in seno ad un'organizzazione di HTA, le competenze più adeguate per raccogliere i dati e condurre l'analisi. La natura del problema influenza, infatti, la composizione del più appropriato gruppo di lavoro.

4. **Raccolta delle prove**. Il processo consiste, anzitutto, in una revisione della letteratura reperibile sull'argomento. La raccolta delle prove si spinge non di rado oltre le materie prettamente mediche, investendo anche altri campi scientifici. Da qui

---

[28] LIBERATI A., SHELDON T., BANTA H.D., Methodological guidance for the conduct of health technology assessment, Int. J. Technol. Assess. Health Care 1997, 13: 186-219.

la necessità di consultare il più gran numero possibile di risorse e fonti come, per esempio, banche dati su letteratura pubblicata, su dati clinici e amministrativi, report e monografie di natura istituzionale e non, inventari speciali, riviste specializzate, ec.

5. **Raccolta di nuovi dati**. La produzione di altre prove per un processo di assessment può dover coinvolgere la raccolta di nuovi dati sugli effetti di una tecnologia medica. Metodi per generarli sono, ad esempio, gli studi epidemiologici (grandi/piccoli studi controllati randomizzati (randomized controlled trials o RCT), studi controllati non randomizzati con controlli contemporanei o storici, studi di coorte, studi di caso-controllo).

6. **Interpretazione delle prove e dei dati**. Attraverso una classificazione sia delle prove già esistenti sia dei nuovi dati, si effettua poi un'analisi sistematica delle informazioni raccolte, al fine di conferire a ciascuna di esse un peso e la conseguente opportunità di essere inclusa o meno nella sintesi. Ciò comporta la necessità di una previa individuazione dei criteri per stabilire la loro inclusione e il loro ruolo nella revisione.

7. **Sintesi e consolidamento delle prove**. Non di rado è assai difficile, se non impossibile, arrivare ad un risultato definitivo che indichi nettamente come una tecnologia sia migliore di un'altra. Da qui, la necessità di combinare i risultati di svariati studi e di considerare più ampi contesti sociali ed economici. I metodi più frequentemente adoperati per combinare o sintetizzare i vari dati sono: a. *revisioni* non quantitative della letteratura, consistenti in riassunti delle letteratura esistente selezionata e adeguatamente valutata; b. *meta-analisi*, consistenti in un gruppo di tecniche statistiche in grado di combinare i dati di studi multipli allo scopo di ottenere risultati e stime quantitative.

8. **Formulazione dei risultati e delle raccomandazioni**. Con il termine "risultati" si fa riferimento alle conclusioni cui si è giunti al termine dello studio. Per "raccomandazioni" si intendono, invece, i suggerimenti e i consigli che emergono dai risultati e che possono essere formulati come strategie di Sanità pubblica oppure come linee guida clinico-organizzative o direttive pratiche.

9. **Diffusione e disseminazione dei risultati e delle raccomandazioni**. La "diffusione" si riferisce alla mera trasmissione dei reports di HTA realizzati, che, come precedentemente evidenziato, possono essere indirizzati a tre differenti livelli: micro, meso e macro.

La "disseminazione", invece, è quella attività volta a predisporre negli utilizzatori finali il possibile cambiamento nella pratica. Le strategie di disseminazione possono essere molteplici: pubblicazioni su riviste internazionali, conferenze, corsi specifici, diffusione con i mass-media, ecc.

10. **Monitoraggio dell'impatto ottenuto dalla valutazione**. Si tratta della fase di valutazione dei risultati del processo implementato. Alcuni degli effetti che un report di technology assessment può determinare sono: a. acquisizione o adozione di una nuova tecnologia; b. cambiamento della frequenza d'uso - in termini di riduzione o di incremento di una tecnologia; c. nuova allocazione di risorse nell'ambito sanitario regionale o nazionale; d. modificazione della pianificazione di marketing di una determinata tecnologia.

La medicina sempre più ampia e superspecialistica può così beneficiare del processo dell'HTA. La condivisione del sapere passa infatti attraverso le linee guida che consentono al medico di provare che la propria scelta clinica è quanto la medicina condivide come la migliore soluzione trovata fino a quel momento – medicina basata sulla evidenza. Un limite della EBM che può riflettersi sulla HTA è che ci si potrebbe adagiare in assenza di nuove evidenze in campi di difficile applicabilità del metodo statistico che sostiene ogni ricerca medica, ciò potrebbe per esempio avvenire nelle malattie rare (si provi a cercare linee guida per tumori rari da parte di società scientifiche per capire come questo problema sia assolutamente attuale e meriterebbe anche l'attenzione di nuclei di HTA). La regionalizzazione della medicina inoltre ad opera del federalismo fiscale potrebbe anche acuire questo aspetto della ricerca medica. Di qui la necessità di poter accedere a banche dati per non avviare programmi di ricerca già in atto o che hanno portato a risultati negativi.

2.2 La valutazione clinico-economica della tecnologia in sanità in ambito oncologico.

L'ambito sanitario in senso ampio, l'oncologico in particolare, presenta profonde caratteristiche decisionali tipiche della sua natura clinica. Le decisioni sono inevitabili, incerte e presuppongono dei giudizi di valore. Il medico non può esimersi dal prendere una decisione circa il trattamento di qualsiasi condizione patologica, anche decidere di non indicare un trattamento è pur sempre una decisione. Il medico opera in ambiente incerto a causa dei dati clinici del malato e dell'interpretazione soggettiva del sintomo, un dolore di pari intensità può essere riferito in modo diverso da due pazienti, e, a tutt'oggi tutti gli strumenti di valutazione del dolore sono soggettivi, per quanto ci sia il tentativo di standardizzarli in maniera oggettiva. Inoltre vi sono intrinseci limiti legati al potere di risoluzione delle varie metodiche di imaging di diagnostica. Per questa ragione in oncologia la decisione sull'uso di una tecnologia a scopo terapeutico è sempre preceduto dalla diagnosi delle malattie e dalla sintesi dell'estensione anatomica del tumore mediante il sistema TNM della American Joint Committee on Cancer (AJCC). Solo dopo la valutazione prognostica si può indicare come usare la tecnologia al fine di offrire la EBM al paziente che ci incontra sulla sua strada. Sorgono a questo punto le sfide più importanti della tecnologia in medicina: offrire tempestivamente le terapie innovative ai pazienti italiani per garantire il principio etico di equità rispetto ai malati di altri paesi europei. Sebbene il dato non è ancora pubblicato, anche in ambito radioterapico si assiste allo stesso ritardo. Questo ritardo è determinato in particolar modo da problemi legati al vincolo di bilancio, quindi le regioni che hanno un vincolo di bilancio molto forte sono quelle che ritardano maggiormente l'introduzione di tecnologia innovativa od onco-innovativa. Tutta la medicina è chiamata a comprendere sempre di più la valutazione economica HTA al fine di massimizzare il beneficio e minimizzare la spesa sanitaria disponendo di risorse limitate. Allocare equamente le risorse e riuscire a dimostrare la superiorità delle tecnologie innovative pur dovendo accettare di riorganizzare i percorsi diagnostico-terapeutici è una sfida della medicina del futuro.

Gli end point della valutazione economica in sanità sono inerenti agli esiti delle decisioni mediche e indagano l'efficacia, il costo e il rapporto costo/efficacia. I costi in sanità di distinguono in diverse classi: diretti (sanitari e non sanitari), indiretti, intangibili. Si definiscono diretti tutti i costi sanitari provocati dalle malattie, dalla diagnosi alla terapia e riabilitazione del paziente; sono costi diretti anche i costi previdenziali in termini di numero di pensioni di invalidità o di indennità di accompagnamento. Rientrano in questa analisi anche le risorse fornite agli operatori sanitari ed i costi generali imputabili alla malattia. I costi indiretti quantizzano il tempo necessario per recarsi nelle strutture che erogano le prestazioni e i costi per il trasporto, il tempo delle file di attesa, nonché il tempo sottratto nel frattempo all'attività produttiva. Nel caso delle malattie in stadio avanzato vanno prese in considerazione anche quei costi legato ai dispositivi medici quali materassi ad acqua, sedie a rotelle e quant'altro occorre spendere per adeguare l'architettura della casa (ascensori, montacarichi, ecc). I costi indiretti individuano il valore della perdita di produttività sul lavoro dovuta all'assenza causata dalla malattia. Infine i costi intangibili tentano di quantificare fattori soggettivi come la qualità della vita, il tempo libero e il dolore. Per rendere confrontabili le tecnologie da un punto di vista economico sono state messe a punto diverse modalità di analisi. La prima forma di analisi ad essere utilizzata in campo sanitario è stata *l'analisi costo-beneficio* (CBA) la cui criticità è che non sempre è monetizzabile la sanità in alcuni aspetti tipici, come la rabbia o il dolore totale indotto dalla conoscenza di una diagnosi grave, sebbene con un unico indicatore che include tanto i costi quanto i benefici è possibile confrontare programmi sanitari anche con outcome completamente differenti. I problemi della valutazione CBA sono stati superati *dall'analisi costo-efficacia* (CEA). I dati di efficacia si ottengono da sperimentazioni cliniche, studi prospettici, opinione degli esperti identificati dalla Social Network Analysis (utilizzata quando non ci sono i fondi per uno studio clinico prospettico). La CEA mette a confronto due o più tecnologie a parità di efficacia o a parità di costo o di risorse e individua quella che ha il rapporto costo-efficacia migliore. L'*analisi di minimizzazione dei costi* è una forma particolare di CEA che si usa quando si hanno alternative per le quali è dimostrata una uguale efficacia. Lo svantaggio principale della CEA è che non si possono confrontare programmi o tecnologie sanitarie outcome differenti (per esempio è improprio attuarla per confrontare un programma contro HIV versus un programma contro il morbillo). A tal fine si implementa un'altra tecnica di valutazione economica che è l'*analisi costo utilità* (CUA) per confrontare programmi con outcome differenti ponderando gli anni di vita guadagnati o persi, la mortalità o la morbilità per la qualità della vita; cioè si costruisce un unico indicatore che è il Qualy.

Tipo di analisi	Stima/Valutazione dei costi delle alternative	Identificazione delle conseguenze	Stima/Valutazione delle conseguenze
Analisi costo-benefici (CBA)	Unità Monetaria	Uno o più effetti, non necessariamente comuni ad entrambe le alternative	Unità monetarie
Analisi costo-efficacia (CEA)	Unità Monetaria	Un unico risultato rilevante in entrambe le alternative raggiungibile in modo diverso	Unità di misura fisiche (anni di vita guadagnati, giorni di infermità evitati etc)
Analisi di minimizzazione dei costi (MCA)	Unità Monetaria	Identiche sotto tutti gli aspetti relivanti	Assente
Analisi costo-utilità (CUA)	Unità Monetaria	Uno o più effetti, non necessariamente comuni ad entrambe le alternative	Anni di salute o più spesso QALY (anni di vita aggiustati per la qualità)

Tab 5 Modificata da "Metodi per la Valutazione Economica dei programmi sanitari" Terza Edizione. Ed. italiana a cura di FS Mennini, A. Cicchetti, et al. Il pensiero scientifico editore. Novembre 2010. Originariamente pubblicata in Inglese: MF. Drummond, M J. Sculpher, GW. Torrance, BJ. O'Brien, and GL. Stoddart. Methods For Economic Evaluation of Health Care Programmes, Third Edition. Oxford University press. 2005

La ponderazione avviene a seguito della somministrazione di questionari che raccolgono le preferenze di utilità da parte dei pazienti o dei cittadini o dei medici, da questo si definiscono i pesi che vengono moltiplicati, all'interno del modello, per i dati di costo e di efficacia che si sono estrapolati dall'analisi. La CUA viene utilizzata quando le patologie hanno un impatto molto importante sulla qualità o la durata della vita, oppure quando l'orizzonte temporale del programma che si analizza è molto lungo, come nel caso delle vaccinazioni. La criticità del Qualy è che la qualità della vita viene percepita in maniera diversa dai cittadini delle diverse Nazioni e quindi non è sempre corretto utilizzare risultati ottenuti in Paesi diversi (Tab 5).

CAPITOLO 3

3.1 L'esperienza Regionale Italiana

In Italia dal 2007 l'Agenzia Age.Na.S si occupa di realizzare studi di appropriatezza sull'impiego di specifiche tipologie di dispositivi medici; sempre Age.Na.S, attraverso il progetto COTE (Centro di Osservazione delle Tecnologie biomediche Emergenti), promuove attività di valutazione per la gestione delle innovazioni tecnologiche.

Nel corso degli ultimi due decenni, tuttavia, alcune Regioni quali Lombardia, Veneto, Emilia- Romagna e Toscana hanno attivato esperienze individuali di HTA nel settore dei farmaci, dei dispositivi medici e delle alte tecnologie; le diverse istituzioni e amministrazioni pubbliche si stanno concentrando sull'individuazione e sulla messa a disposizione delle condizioni che rendono possibile, a livello nazionale e regionale, una valutazione tecnico-scientifica delle tecnologie e degli interventi sanitari.

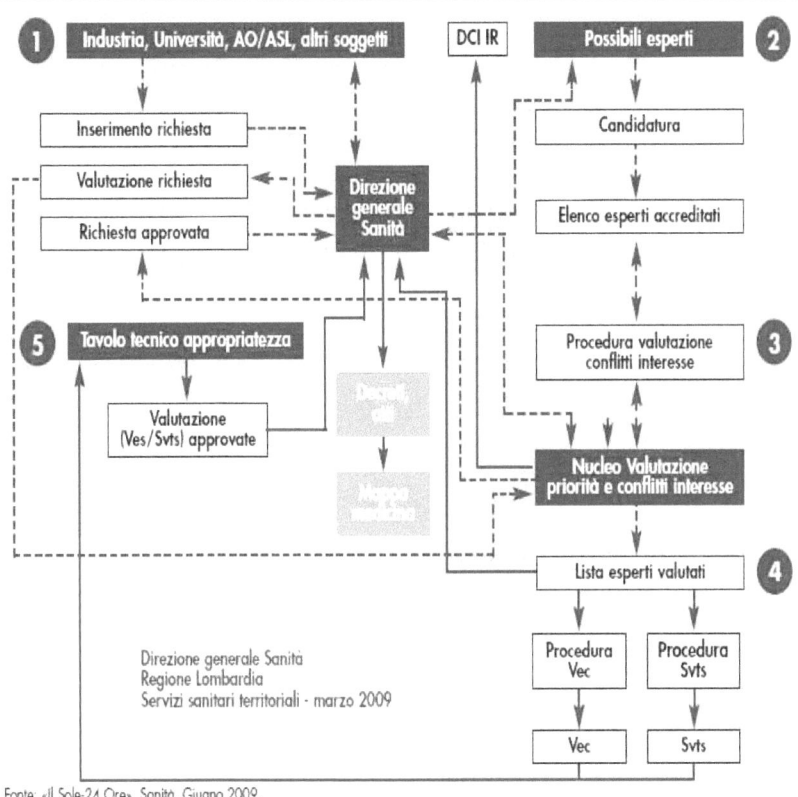

Fonte: «Il Sole-24 Ore», Sanità, Giugno 2009.

Fig. 6a Rappresentazione del modello di valutazione HTA della Regione Lombardia. Analisi effettuata dal Sole 24 Ore, Sanità, Giugno 2009.

La **Lombardia** è tra le Regioni italiane in cui sono stati attivati i primi programmi di HTA; infatti, fin dal 2001, si sono poste le basi per una valutazione dell'innovazione tecnologica in ambito sanitario. Nel 2008 la Regione Lombardia ha promosso un programma regionale di valutazione delle tecnologie sanitarie con un approccio basato su valutazioni di natura sia clinica sia economica, indirizzando il processo di valutazione dell'appropriatezza d'uso delle tecnologie biomediche su singoli interventi, orientati su determinati bersagli biologici e su strategie di assistenza

31

sanitaria che prendono in esame le modalità di applicazione di numerosi singoli interventi in modo comparativo (Fig.6a).

La **Regione Piemonte** ha istituito un apposito sistema per la valutazione delle tecnologie sanitarie emanando la D.G.R. n. 84 - 13579 del 16 marzo 2010 avente come oggetto il "sistema regionale di valutazione delle tecnologie sanitarie (HTA) e procedure di programmazione per l'acquisto delle tecnologie sanitarie". Questo sistema è imperniato sul ruolo centrale assegnato alla programmazione locale delle acquisizioni di apparecchiature, la cui valutazione ex-ante è demandata ai costituendi Gruppi di valutazione sovra zonale. Gli altri elementi portanti del sistema sono la Conferenza Regionale HTA che opera presso l'Assessorato alla Tutela della Salute e Sanità svolgendo un ruolo di orientamento; il Nucleo Tecnico HTA (NTHTA), i cui compiti principali sono il supporto ai Nuclei di valutazione sovra zonali e la redazione di valutazioni HTA; il Comitato Scientifico HTA per il supporto scientifico e l'approvazione delle valutazioni effettuate dal NTHTA, nonché per lo sviluppo della dimensione relativa all'Horizon Scanning[29].

In **Emilia Romagna** è in atto un programma di ricerca su "La valutazione dell'applicabilità e trasferibilità di metodi e strumenti HTA per il sostegno all'adozione locale di innovazioni tecnologiche e clinico-organizzative". Il progetto è finanziato dal Ministero della Salute ed è parte del Programma Strategico, area tematica n. 8, bando ministeriale 2007 "Strumenti e metodi per il governo dei processi di innovazione tecnologica, clinica ed organizzativa nel servizio sanitario nazionale - un sistema integrato di ricerca"[30].

La **Regione Toscana** ha costituito nel 2008 il Centro regionale HTA; l'obiettivo programmatico di miglioramento nelle attività di valutazione delle tecnologie è previsto anche nel Piano sanitario regionale 2008-2010 (Fig. 6b).

---

[29] www2.aress.piemonte.it/cms/aree-tematiche/health-technology-ssessment/presentazione-hta.html (accesso web del 20-08-2011)

[30] http://asr.regione.emiliaromagna.it/wcm/asr/ric_inn/osserv_inn/gr_ist/pr_strategico8_innov/stpr_hta.htm (accesso web del 20.08.2011)

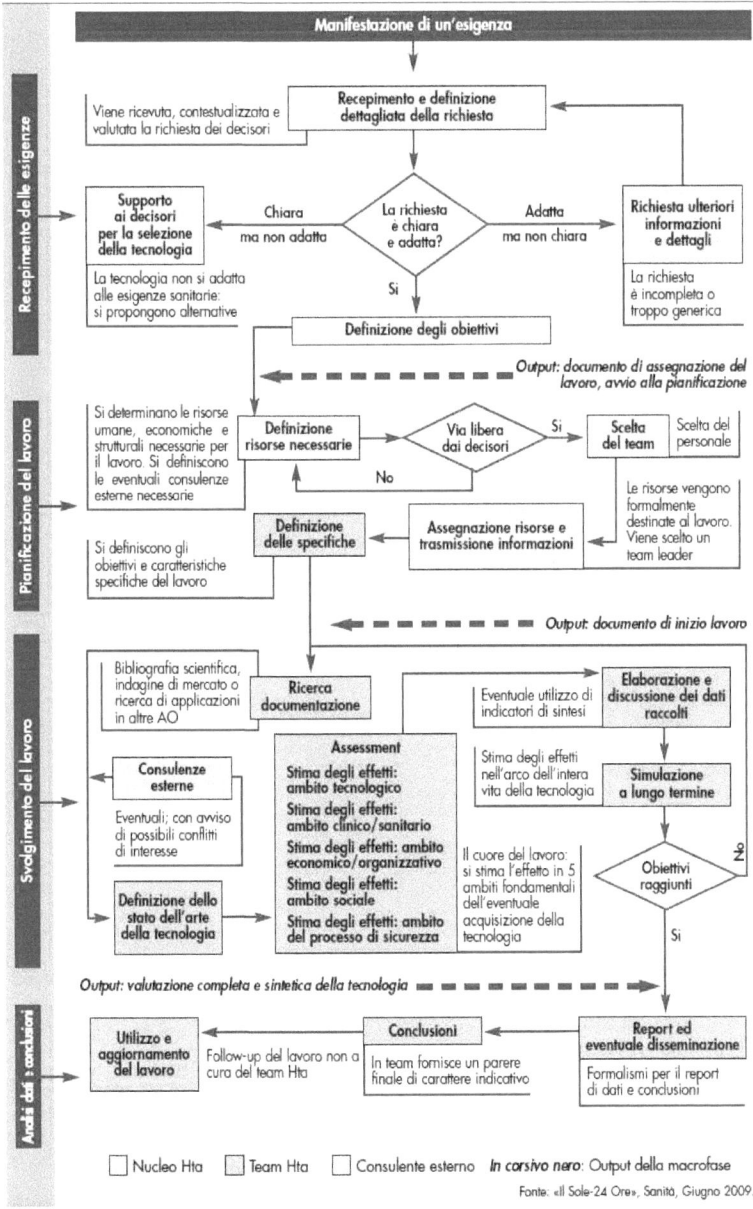

Fig. 6b: Modello di valutazione del nucleo HTA della Regione Toscana. Analisi effettuata dal Sole 24 Ore, Sanità, Giugno 2009.

In **Veneto**, a partire dal 2008, è in corso il Programma per la Ricerca, l'Innovazione e l'Health Technology Assessment (PRIHTA), di durata triennale, con finalità di sostenere la realizzazione di azioni necessarie a favorire lo sviluppo e la diffusione di una cultura della ricerca e dell'innovazione (Fig 6c).

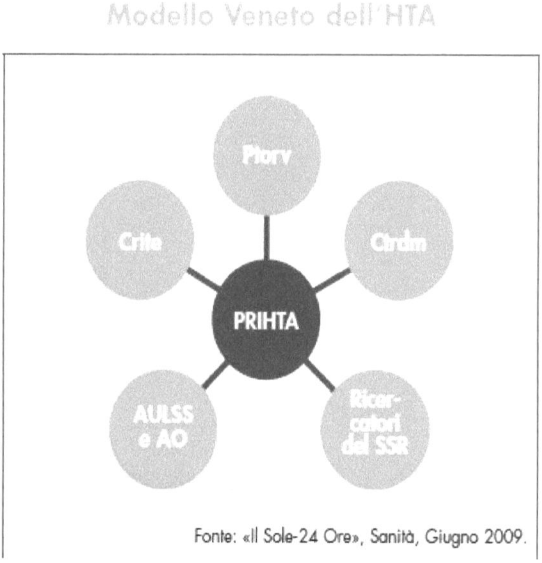

Modello Veneto dell'HTA

Fonte: «Il Sole-24 Ore», Sanità, Giugno 2009.

Fig. 6c: Rappresentazione del modello di valutazione dei nuclei HTA della Regione Veneto. Analisi effettuata dal Sole 24 Ore, Sanità, Giugno 2009.

I modelli regionali presentano differenze in termini di strutture coinvolte nel processo di valutazione, nei regolamenti e nell'utilizzo delle valutazioni. E' auspicabile un maggior ruolo di coordinamento da parte di Age.Na.S per evitare l'approfondirsi di ulteriori differenze nella qualità dei percorsi organizzativi-terapeutici.

Anche le altre realtà regionali, come la Sicilia, la Puglia, ecc stanno sviluppando programmi di HTA come illustrato nel "Primo libro bianco dell'HTA in Italia[31]" presentato ai referenti regionali dagli autori il 21 marzo 2010, quale sintesi della

---

[31]http://www.pilloledifarmacoeconomia.it//binary_files/allegati/Libro_Bianco_HTA_22181.pdf

ricerca nel campo dell'Health Technology Assessment (HTA), denominata 'ViHTA' - Valore in Health Technology Assessment. Il programma ViHTA ha avuto come scopo l'analisi dell'attuale diffusione dell'HTA nel governo dell'innovazione tecnologica in sanità, in particolare a livello regionale, attraverso il coinvolgimento degli attuali e futuri protagonisti del processo decisionale.

Tra le attività previste dal programma ViHTA vi era quella di rilevare lo stato dell'arte in tema di HTA nelle Regioni italiane, mediante un'intervista strutturata ai principali decision maker. La ricerca è stata condotta dall'Istituto di Igiene ed il Centro di Ricerca in Ingegneria Sanitaria Ambientale e Valutazione delle Tecnologie Sanitarie dell'Università Cattolica del Sacro Cuore di Roma. I risultati[32] del programma ViHTA (Fig. 7) forniscono un resoconto dello stato dell'arte dell'Health Technology Assessment in Italia, analizzandone l'attuale diffusione, i punti di forza, le criticità e i potenziali sviluppi. Dallo studio è emersa una forte eterogeneità tra le Regioni italiane in termini di maturità delle esperienze, livelli di implementazione (macro, meso, micro), ambiti di applicazione. Eterogenei sono anche gli oggetti della valutazione, ovvero: farmaci, vaccini, dispositivi medici, grandi apparecchiature, procedure, sistemi di organizzazione e gestione, sistemi informativi. Le tecnologie oggetto di valutazione sono comunque rappresentate per la gran parte da grandi apparecchiature (76,2%), farmaci (71,4%), dispositivi medici (66,7%) e vaccini. Sebbene oltre il 70% delle Regioni italiane abbia recepito le attività di HTA tra le priorità future, inserendole nel proprio Piano Sanitario Regionale vigente, meno della metà di esse ne ha previsto, attraverso l'approvazione di delibere o circolari, una regolamentazione formale. Le professionalità necessarie per la valutazione delle tecnologie sono quasi tutte presenti nelle Regioni italiane, tranne quelle di bioetica, più rappresentate nelle Regioni che si avvalgono della presenza dei Comitati Etici universitari. I prodotti della valutazione sono anch'essi piuttosto eterogenei, essendo costituiti per la maggior parte da report di valutazione (71,4%). Relativamente alla formazione, il 52,4% delle Regioni (di cui solo il Veneto in modo sistematico)

---

[32] Forum sull'HTA l'esperienza italiana in Care n. 5 settembre-ottobre 2010 (http://careonline.it/wp-content/uploads/2011/02/regioni_3_2010.pdf

dichiara di effettuare un'analisi dei bisogni formativi in tema di HTA. In quasi tutte le Regioni (l'81%, anche se in realtà solo il 28,6% in modo sistematico) le valutazioni di HTA sembrano avere effetto e influenzare le ricadute sulle scelte dei decisori regionali, soprattutto per quanto riguarda l'introduzione di nuove tecnologie (76,2%) e la sostituzione di tecnologie obsolete (61,9%). Rispetto all'attività di ricerca, in meno del 50% dei casi sono state prodotte pubblicazioni scientifiche, mentre nella maggior parte dei casi sono stati presentati lavori a congressi[32].

Fig. 7: Differenze regionali in tema di HTA. Tratta da Care n. 5 settembre-ottobre 2010

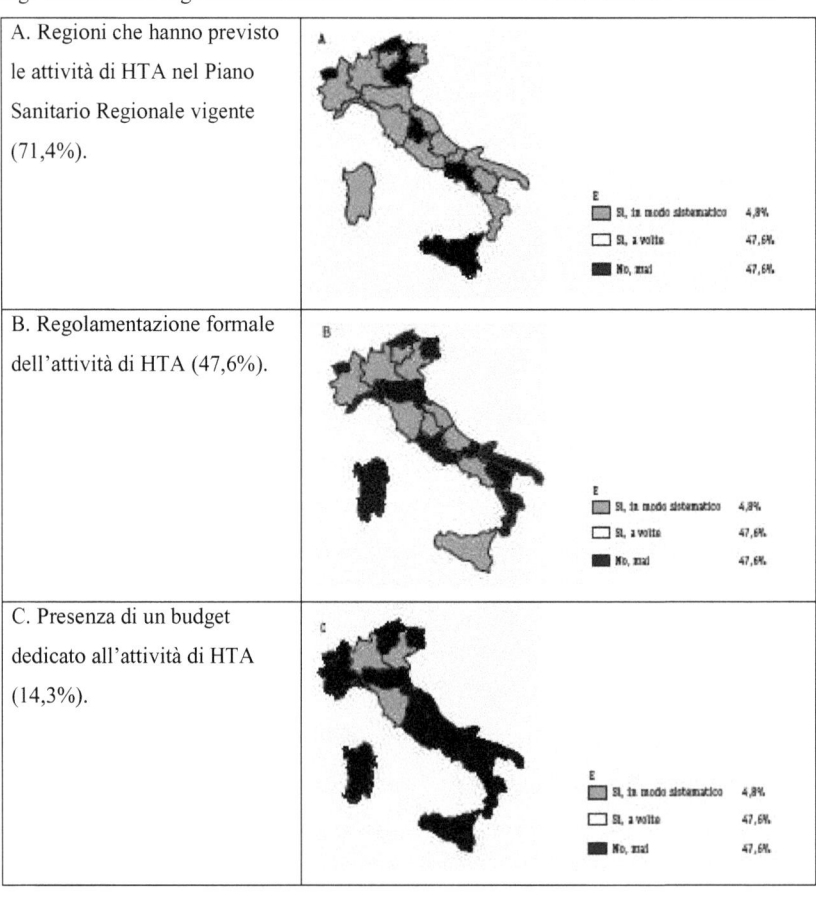

A. Regioni che hanno previsto le attività di HTA nel Piano Sanitario Regionale vigente (71,4%).	
B. Regolamentazione formale dell'attività di HTA (47,6%).	
C. Presenza di un budget dedicato all'attività di HTA (14,3%).	

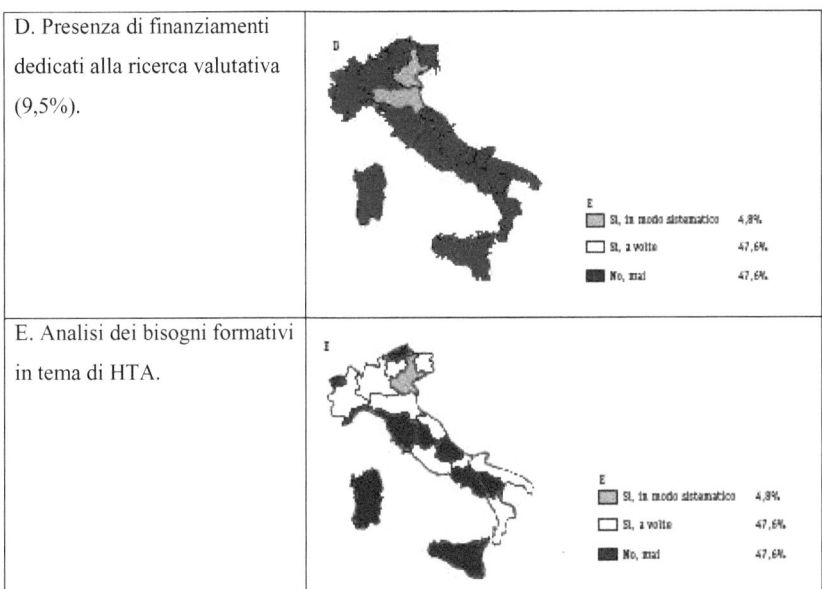

| D. Presenza di finanziamenti dedicati alla ricerca valutativa (9,5%). | |
| E. Analisi dei bisogni formativi in tema di HTA. | |

Fig. 7: Differenze regionali in tema di HTA. Tratta dal Suppl a Care n. 5 settembre-ottobre 2010

Le regioni che hanno tradizionalmente sviluppato la valutazione HTA sono anche quelle che avvertono molto di più la necessità di un'attività formativa per diffondere le valutazioni e ottimizzare i percorsi organizzativi; le stesse regioni inoltre stanziano fondi per proseguire la ricerca in questo campo. Al contrario le Regioni che hanno già accumulato un ritardo nella valutazione, spesso non avvertono neanche il bisogno di una attività formativa. Le organizzazioni professionali iniziano ad avvertire l'urgenza formativa in HTA come dimostrato dalla partecipazione del presidente della SIHTA invitato quest'anno ad introdurre i lavori del congresso Nazionale dell'Associazione Italiana di Fisica Medica (AIFM).

3.2 L'esperienza locale italiana (hospital based HTA)

Sebbene l'HTA sia nata per offrire giudizi sulle tecnologie a professionisti non tecnici, ma chiamati a decidere di politica sanitaria, oggi l'HTA è sempre più attuata per motivi di governo clinico da parte di direzioni di aziende sanitarie: è nata così la hospital based HTA. L'Organizzazione Mondiale della Sanità (OMS) e grandi strutture universitarie degli Stati Uniti e del Canada si sono dotate di Unità Operative di Valutazione della Tecnologia. Anche in Italia alcune strutture inserite nella rete interregionale (RIHTA) stanno iniziando a condividere metodologie e strumenti di HTA per il governo clinico delle aziende sanitarie universitarie o locali.

Le diverse aziende sanitarie possono essere caratterizzate dal livello di tecnologia oppure ovvero dal livello di competenza. Se prevale il livello tecnologico a discapito del livello di competenza si avrà un overlapping tecnologico, una spesa non associata ad un beneficio sulla salute, in altre parole uno spreco tecnologico. L'efficacia e l'appropriatezza affondano le loro radici nei contesti organizzativi facilitanti, tesi da una parte a migliorare il livello formativo del personale della sanità, dall'altra ad abbandonare le tecnologie obsolete.

Nell'hospital based HTA l'attività valutativa è svolta in servizi di ingegneria bioclinica o in Unità Operative di Valutazione delle Tecnologie dirette da medici; tali nuclei sono inseriti nei Dipartimenti della Direzione Sanitaria. Sarebbe auspicabile l'integrazione nei nuclei di valutazione di economisti e di statistici, al fine di favorire la rapida realizzazione di studi di HTA. In Italia alcune aziende sanitarie si sono dotate di tali nuclei valutativi come ad esempio l'Azienda di Trento, il Policlinico Gemelli, l'IRCCS Casa sollievo della Sofferenza, l'ULSS 16 di Padova e l'IRCCS San Matteo di Pavia[33].

La valutazione nei nuclei locali ricade principalmente su ambiti tecnici (la manutenzione delle apparecchiature, la prevenzione dei rischi e la sicurezza, i controlli di qualità e di accettazione, l'informatica medica, l'acquisizione e dismissione di tecnologie, i percorsi diagnostico-terapeutici), o sull'impatto clinico-economico-organizzativo di una tecnologia, oppure sulla revisione sistematica scientifica sulle tecnologie biomediche. Le U.O. di Valutazione di tecnologie collaborano con le UO ad alto impatto clinico-tecnologico come la microbiologia, la

---

[33] Cicchetti A, et al, The development of hospital based HTA: the experience of five italian Hospital. Handb Health Technol Assess Int. 2006; 3: 51

radioterapia, la medicina nucleare la chirurgia robotica anche al fine di agevolarne il processo di accreditamento.

3.3 L'esperienza della Regione Basilicata

La Regione Basilicata è capofila di un progetto di ricerca sanitaria per la costruzione di una rete interregionale per la thalassemia finalizzata alla individuazione dei più efficaci percorsi diagnostico-strumentali e terapeutici per i pazienti affetti da thalassemia e degli strumenti condivisi per il monitoraggio dell'accumulo del ferro. Il progetto di ricerca applicata (HTA-Thal) è coordinato dal Dipartimento regionale Salute e dal Consorzio CVBF di Pavia, ha un valore di circa 1,3 milioni di euro cofinanziato dal Ministero della Salute, dalla Regione Basilicata e dalla Fondazione Giambrone di Napoli. Il progetto punta e mettere in rete 12 strutture operanti in varie parti d'Italia sulle problematiche della thalassemia, tra cui l'AUSL 4 di Matera, l'AUSL Roma C, l'Azienda Ospedaliera Cervello di Palermo, il Policlinico di Palermo, l'Azienda Ospedaliera universitaria S.Anna di Ferrara, l'Istituto di fisiologia clinica del CNR di Pisa, l'Istituto Scientifico Biomedico Euromediterraneo, l'Iridia e l'associazione microcitemici Campania. Il 28 giugno 2011 a Roma sono stati presentati i risultati preliminari del progetto "Rete interregionale per la Thalassemia: HTA dei percorsi diagnostico-strumentali e terapeutici e monitoraggio dell'accumulo di ferro (HTA-Thal)". Dalla mappatura della distribuzione regionale e territoriale dei pazienti thalassemici tracciata mediante il Registro Interregionale delle Thalassemie si è evinto che 7000 persone sono affette da questa malattia ereditaria a carattere cronico, innescata da un difetto genetico che compromette il funzionamento del trasporto dell'ossigeno nel sangue, portando l'emoglobina a livelli incompatibili con la vita. Decisive, per la sopravvivenza dei pazienti, le terapie ferrochelanti che permettono di eliminare il ferro che si accumula nel sangue e negli organi in seguito alle trasfusioni.

Grazie alla disponibilità di circa 2.000 pazienti afferenti a 60 Centri di cura che hanno acconsentito alla raccolta anonima di informazioni relative all'uso dei farmaci, al monitoraggio del ferro, ai servizi offerti, ai vantaggi osservati con le cure ed ai problemi di tipo sociale, organizzativo ed economico, nell'ambito del progetto HTA è stata ottenuta la più ampia raccolta di dati osservazionali a oggi nota nel settore della thalassemia.

Dalla mappa emergono indicazioni che mostrano i cambiamenti in corso: l'aspetto più importante è la progressiva e importante sostituzione, soprattutto nei pazienti più giovani, del chelante parenterale desferoxamina, con i chelanti orali deferiprone e deferasirox. I pazienti più anziani (e nell'anagrafe il 5% ha già più di 45 anni) non abbandonano però la desferoxamina, il farmaco che ha rappresentato il primo salvavita per questa popolazione.

Altro dato significativo che emerge è che l'uso di una risorsa diagnostica evoluta come la Risonanza Magnetica epatica e cardiaca per monitorare gli accumuli di ferro sta diventando una pratica consolidata: tuttavia, solo il 30% dei pazienti ha eseguito controlli MRI sistematici durante il periodo di osservazione dello studio. Il rapporto dimostra come per i pazienti talassemici spesso l'assistenza sia ancora a macchia di leopardo. La disponibilità delle strutture e delle più accreditate metodologie per il monitoraggio del ferro non è ancora distribuita in maniera omogenea nel territorio. Dal 10 al 52% dei pazienti continua a spostarsi per avere accesso a determinate pratiche diagnostiche.

Occorre agire nella direzione della formazione di tutti i portatori di interesse previo confronto con altre esperienze a conferma dei dati rilevati.

CAPITOLO 4

4.1 Report di HTA disponibili nell'esperienza nazionale italiana.

I report di HTA commissionati e realizzati dall'Age.Na.S sono sintetizzati nella tabella 8.

Il report è il documento finale della valutazione HTA ed ha lo scopo di diffondere la stessa. Il numero limitato di report disponibili pone la riflessione sull'urgenza di ampliare la ricerca in HTA. Poche discipline mediche sono state incluse nella valutazione, sebbene siano in corso alcune prioritarizzazioni per lo studio HTA in radioterapia, in chirurgia robotica, ecc.

Gli elementi chiave per la produzione di un report di HTA sono l'*analisi di contesto* (per es. vedere quanto incide una malattia) con la rilevazione dei dati sul territorio. A questo fine i Registri Nazionali sono molto utili, anche se in Italia presentano la criticità della disomogeneità interregionale. Questo spesso determina il cosiddetto "imbuto dell'evidenza", cioè a fronte di molti dati considerati, pochi sono realmente utilizzabili. Per esempio nel Report delle protesi articolari di 39 modelli su cui l'analisi è partita, solo per 10 modelli di protesi i Registri contenevano dati completi.

La *revisione della letteratura* è un altro importantissimo momento del Report di HTA. Le fonti comunemente più usate sono le banche dati come Medline, Embase, Cochrane Library che raccoglie revisioni sistematiche. Questi database consentono di recuperare la documentazione di studi sperimentali primari frutto di ricerche originali. Per non tralasciare la letteratura italiana occorre evitare il bias di lingua, cioè il reperimento di testi solo in lingua inglese: a tal fine è utile effettuare anche ricerche in Scholar e Google per controllare l'esistenza di studi condotti localmente e afferenti alla letteratura grigia cioè non pubblicata ufficialmente, per esempio pubblicata sui siti di società scientifiche nazionali o di aziende produttrici di tecnologie sanitarie. A tal fine quando si conduce uno studio locale ormai è raccomandata l'iscrizione ai registri dei trial.

Tab 8: elenco dei Report pubblicati da Age.Na.S

Agenzia	Anno	Report
Age.Na.S Report HTA[34]	Aprile 2011	Revisione sistematica degli studi di valutazione economica sull'utilizzo della PET-CT per la stadiazione dei tumori[35]
	Aprile 2011	Indagine conoscitiva sulla diffusione della tele-assistenza per la gestione del paziente nella riabilitazione post-ictus[36]
	Luglio 2009	Tecnologie per l'individuazione dell'osteoporosi[37]
	Luglio 2009	Le protesi per la sostituzione primaria totale del ginocchio in Italia [38]
	Settembre 2008	La protesi per la sostituzione totale dell'anca in Italia
	Settembre 2008	La Video Capsula Endoscopica (VCE) nella diagnosi delle patologie dell'intestino tenue[39]
	Settembre 2008	Test rapido (bed-sides) per l'influenza

Nel 2004 l'International Committee of Medical Journal Editors (ICMJE) o Gruppo di Vancouver ha preso la decisione di pubblicare solo i risultati di ricerche registrate prospetticamente, al fine di rendere impossibile la sparizione o l'occultamento di trial. Da un punto di vista etico questa è una scelta incontestabile perché le ricerche sono condotte su esseri umani in condizioni di incertezza e la comunità scientifica per non ripetere studi inutili ha bisogno di conoscere anche i risultati negativi. In Italia sarebbe auspicabile la realizzazione da parte di Age.Na.S di un registro delle ricerche per tutte le tecnologie, esistendo solo il registro della Associazione Italiana per l'uso

---

[34] http://www.salute.gov.it/dispositivi/paginainterna.jsp?id=1202&menu=tecnologie (accesso del 20.08.2011)
[35] Paone S, Ferroni E, Di Tanna GL, Corio M, Chiarolla E, Jefferson TO, Cerbo M. Age.Na.S – Revisione sistematica degli studi di valutazione economica sull'utilizzo della PET-CT per la stadiazione dei tumori. Roma, Aprile 2011.
[36] Velardi L, Chiarolla E, Amicosante AMV, Cerbo M, Jefferson T, "Indagine conoscitiva sulla diffusione della tele-assistenza per la gestione del paziente nella riabilitazione post-ictus". Roma, Aprile 2011.
[37] Amicosante AMV, Bernardini F, Cavallo A, Cerbo M, Jefferson T, Lo Scalzo A, Ratti M. Age.Na.S HTA Report – Tecnologie per l'identificazione dell'osteoporosi Roma, Luglio 2009
[38] Cerbo M, Fella D, Jefferson T, Migliore A, Paone S, Perrini MR, Velardi L – Age.Na.S - Report di HTA – Le protesi per la sostituzione primaria totale del ginocchio in Italia Roma, Luglio 2009.
[39] Age.Na.S HTA La Video Capsula Endoscopica (VCE) nella diagnosi delle patologie dell'intestino tenue. Settembre

42

dei Farmaci (AIFA). Reperita la letteratura occorre individuare gli studi utili alla *analisi di efficacia e sicurezza*, e quasi mai si arriva a reperire queste informazioni in una grande quantità di studi. A questo scopo spesso si usano le metanalisi e le forest plot, cioè le rappresentazioni diagrammatiche dei risultati dei singoli studi. Infine si passa alla *analisi economica* cioè all'analisi dei costi diretti ed indiretti, nonché alle analisi di costo-efficacia, costo-utilità, minimizzazione dei costi o costo-beneficio a seconda delle evidenze e del tipo di tecnologia che si sta analizzando, secondo criteri di trasparenza e secondo le linee guida internazionali.

Dopo queste fasi analitiche può iniziare la redazione del report secondo la sequenza Introduzione, Metodi, Risultati e Conclusioni (l'acronimo usato è IMRAD). Redatto il rapporto se ne dà diffusione con una pubblicazione in forma monografica o come articolo originale su una rivista indicizzata, si dissemina la pubblicazione nel sito web e sui social network da cui si raccolgono anche i feedback per i successivi aggiornamenti dei report.

CAPITOLO 5

5.1 Discussione

L'HTA può rappresentare per il medico un sistema per documentare che la propria professione viene esercitata in modo responsabile e seguendo le EBM. Non stupisce che, in questo momento storico in cui i mass media offrono quotidianamente visibilità prevalentemente alla malasanità, si cerchi di capire meglio da parte dei decisori l'operato di una professione difficile, rischiosa e onerosa. Con l'affermarsi giustamente del diritto alla salute per tutti, le risorse vanno razionalizzate con l'appropriatezza dell'atto medico. L'HTA offre al medico la possibilità di espandere la propria professionalità comunicando per es. al decisore la necessità di razionalizzare i percorsi diagnostico-terapeutici rispetto a tutte quelle tecniche soggettive o obsolete che, pur essendo di aiuto limitato nella fase diagnostica, continuano ad essere messe in atto. Si può condividere pertanto la preoccupazione di

Fattore quando afferma che "l'autonomia professionale dei medici e la loro responsabilità nei confronti dei pazienti ancor prima che delle aziende a cui appartengono pone il problema di come mantenerli accountable (*responsabili*) verso le organizzazioni per cui lavorano e con quali strumenti orientarne e misurarne l'operato. EBM e HTA sono particolarmente utili proprio per affrontare questo problema. I risultati del lavoro di ricerca scientifica possono diventare il parametro su cui sviluppare i sistemi di gestione nelle aziende sanitarie. Il rispetto delle linee-guida, valori di utilizzo coerenti con dati di appropriatezza, protocolli frutto di evidenze scientifiche condivise dalla comunità scientifica diventano la metrica con cui misurare i comportamenti professionali[40]". Se per alcuni versi può avvertire l'HTA come la necessità da parte delle Direzioni per monitorarne la capacità professionali, per altri versi per il medico l'HTA può essere una opportunità di ricerca clinica associata alla valutazione economica, ambito che finora sembrava non dover appartenere alla competenza medica. Prova di questo è l'esiguità degli studi che i report nazionali hanno preso in considerazione ma ritengono utili alla valutazione. I medici sono più tesi a studiare le malattie che i processi tecnologici, tuttavia se la tecnologia può impattare in modo pesante i successi della medicina stessa, allora il medico ha il dovere-diritto di imparare la metodologia per continuare ad essere il promotore della conoscenza medica.

Sebbene la definizione di HTA dilati enormemente il campo di studio potendo andare dalla microorganizzazione di un ambulatorio con strumenti d'uso comune (garze, guanti, termometro), alla strumentazione più complessa come le apparecchiature PET-TC o agli acceleratori di protoni (adronterapia), ad oggi la produzione di report, cioè documenti finali redatti dopo la valutazione della tecnologia, da parte dei nuclei di HTA italiani, è solo allo stato iniziale: si rimane a prima vista sorpresi nel constatare che si va dall'analisi del termometro ottimale alla protesi del ginocchio migliore. Rimane scoperta e prioritaria la valutazione degli strumenti tecnologici più complessi come le macchine robotiche per irradiare in modo sempre più

---

[40] G. Fattore, M C Cavallo e R Tarricone - Lo sviluppo dell'Health Technology Assessment in Italia: contenuti, approcci e riferimenti internazionali - M7_Oasi_04capitolo 3-11-2008 16:04 Pagina 151

personalizzato un ammalato oncologico (per es la tomoterapia o la Cybernife), o come l'immunoterapia con le terapie bersaglio. L'Emilia Romagna per esempio ha elaborato un Dossier in chiave metodologica di HTA sulla tecnologia emergente in radioterapia[41]. Tali ambiti della sanità richiedono investimenti corposi ma hanno trasformato profondamente ed in pochi anni la realtà oncologica mondiale ed Italiana. In alcune Regioni Italiane inoltre il parco macchine è obsoleto e richiederebbe una valutazione su scala nazionale.

I report dovrebbero prevedere dei periodi di validità, infatti il progresso tecnologico è molto rapido e si rischia di pubblicare report già datati, da un punto di vista clinico. Nel Report dell'Age.Na.S sulla PET per esempio i nuovi radiofarmaci capaci di tracciare in modo più specifico una malattia tumorale - si pensi alla colina per identificare malattie prostatiche oncologiche mediante metodiche PET-TC – non sono citati. Sorge immediata la riflessione su come può un decisore pensare ad una sanità del futuro se le informazioni più peculiari del progresso medico gli sono fornite in ritardo. Come armonizzare allora queste velocità differenti e soprattutto il medico come potrà continuare ad agire nella ricerca se non accompagnato da allocazioni delle risorse nel campo della ricerca applicata? La nostra impressione è che aldilà dei report iniziali, che in ogni realtà hanno come scopo più l'acquisizione del metodo che il giudizio di merito, occorre individuare anche il livello di complessità di valutazione di un nucleo di HTA. Rilevanza che finora non sembra essere presente in letteratura. In altri termini ci sembra che occorra definire il livello di competenza di ciascun nucleo HTA, affinchè possa essere un vero pensatoio per il futuro. La tecnologia galoppante esige un pensiero veloce ed altrettanto rapido nella attuazione. Il medico infatti, chiamato alla soluzione di problemi clinici, è costretto ad una applicazione sempre più rapida dei progressi nei vari campi scientifici, e rischia l'autoreferenzialità senza l'analisi delle proprie casistiche ed il confronto con l'EBM, pressato da una domanda crescente e dall'offerta del mercato tecnologico sempre più ampia. I nuclei di valutazione locale di HTA dovrebbero metodologicamente esigere

---

[41] DOSSIER n. 199/2010. Innovative radiation treatment in cancer: IGRT/IMRT. Health Technology Assessment. ORIentamenti 2. http://asr.regione.emilia-romagna.it/wcm/asr/collana_dossier/doss199.htm

l'analisi delle casistiche dalle varie UO per capire e verificare se gli investimenti operati dalle Direzioni e dai decisori determinano situazioni di overlapping tecnologico ed intervenire al fine di promuovere investimenti in termini di formazione delle competenze.

La medicina sempre più ampia e superspecialistica può così beneficiare del processo dell'HTA. La condivisione del sapere attraverso le linee guida consente al medico di provare che la propria scelta clinica è ciò che la medicina ritiene come la migliore soluzione trovata fino a quel momento – medicina basata sulla evidenza (EBM). Un limite della EBM che può riflettersi sulla HTA è che ci si potrebbe adagiare in assenza di nuove evidenze in campi di difficile applicabilità del metodo statistico che sostiene ogni ricerca medica, ciò potrebbe per esempio avvenire nelle malattie rare (si provi a cercare linee guida per tumori rari da parte di società scientifiche per capire come questo problema sia assolutamente attuale e meriterebbe anche l'attenzione di nuclei di HTA). La regionalizzazione della medicina inoltre sostenuta dal federalismo fiscale potrebbe anche acuire questo aspetto della ricerca medica. E' auspicabile anche da parte delle regioni più piccole la partecipazione alle reti interregionali in cui si possa mettersi in cordata e uniformare la qualità della valutazione su scala nazionale.

Dalla valutazione dell'HTA è molto stimolante in senso bioetico quello che afferma Jefferson, componente dell'Age.Na.S e profondo conoscitore delle dinamiche di HTA quando dice che il primo elemento da considerare in un nucleo di HTA è la capacità critica nella valutazione della letteratura medica[42]. La letteratura medica è ricca di esempi di ricerche i cui risultati negativi non vengono pubblicati, ecco che nuove ricerche dovrebbero iniziare solo se revisioni aggiornate di precedenti ricerche indicano che esse sono necessarie. La riflessione della Ballini[43] riporta la mancanza di riflessione etica anche nella prioritarizzazione della tecnologia oggetto di HTA. "In un rapporto, commissionato dal partito conservatore britannico e pubblicato lo scorso ottobre da 2020health.org, un gruppo di lavoro propone una matrice per analizzare i

---

[42] T. Jefferson: Attenti alle bufale e ai mandriani. Come usare la EBM per difendersi dai cattivi maestri. 3° ed Roma: Il Pensiero Scientifico Editore, 2008
[43] http://www.politichesanitarie.it/articoli.php?archivio=yes&vol_id=555&id=6610

rischi etici e morali, legali e sociali legati alle tecnologie emergenti, prendendo come casi-studio tecnologie appartenenti alla sfera della nanotecnologia, la biotecnologia, le tecnologie impiantabili e i farmaci che agiscono sulle funzioni cerebrali. La matrice che gli autori propongono è abbastanza complessa e ricca di domande, non sempre mutuamente esclusive, ma i due quesiti ritenuti più importanti e discriminanti sono: 1. la tecnologia minaccia di cambiare o mettere in discussione la natura essenziale dell'essere umano? 2. la tecnologia minaccia di spingere le persone al di là dei normali limiti dell'essere umano?"[44] A nostro parere non è trascurabile l'assenza in alcune realtà regionali che si occupano di HTA del bioeticista, così come sarebbe da ipotizzare che a seconda degli argomenti specialistici analizzati, venga ad attuarsi una forma di collaborazione con chi quella competenza la vive sul campo. In questo modo ci sembra più facile non cadere vittima di "falsi maestri" presenti anche nella medicina[45].

5.2 Implicanze operative presso l'Istituto di Ricerca a Carattere Scientifico Centro Regionale di Riferimento Oncologico (IRCCS-CROB) di Basilicata

L'analisi dei costi della sanità non è solitamente presente nelle valutazioni mediche e questo rende di difficile uso gli studi clinici ai fini delle valutazioni economiche. Anche presso l'IRCCS CROB di Basilicata è necessario maturare dati di valutazioni costo/efficacia, pertanto si propone di introdurre una scheda di valutazione dei costi tesa a valutare i costi sanitari diretti ed indiretti negli stadi avanzati di malattie oncologiche che richiedono l'ospedalizzazione presso i reparti di oncologia medica e/o di cure palliative.

L'analisi preliminare potrebbe valutare i costi complessivi delle terapie palliative, in particolare l'ottimizzazione del percorso organizzativo nella somministrazione di

---

[44] http://www.2020health.org/2020health/research/emergetech.html
[45] http://attentiallebufale.it/bufala-spotting/algoritmi-caldi/

farmaci osteotropici, nella radioterapia palliativa, nella diagnostica di rivalutazione per il monitoraggio della malattia (Tab 6-7).

Inoltre anche presso l'IRCCS-CROB potrebbe essere introdotta un'attività preliminare di nucleo di HTA caratterizzato da un modello operativo circolare. Secondo questo modello ad integrazione delle figure classiche previste anche in altre esperienze locali, come l'epidemiologo, l'ingegnere clinico, lo statistico ed il farmacista, si propone la presenza di un esperto di revisioni sistematiche a capo di una segreteria di nucleo, del bioeticista e dall'economista.

Questa prima struttura circolare dialoga con un nucleo medico interdisciplinare teso a produrre evidenze mediche basate sulla pratica clinica (Fig. 7).

Questo nucleo circolare dovrebbe essere un ponte interlocutorio tra le Unità operative dell'Istituto a scopo di individuare aree di overlapping di tecnologie oppure di competenze per istituire adeguati piani di formazione e per individuare aree di ricerca di HTA. Inoltre potrebbe costituire un modello a livello nazionale di verifica di HTA, istituendo la giornata HTA in cui le varie UO riferiscono pubblicamente sull'avanzamento dei programmi e a conclusione della giornata istituendo un tavolo di lavoro con i portatori d'interesse, quali pazienti e aziende produttrici di tecnologie, anche con la realizzazione di materiale informativo d'immediato impatto per disseminare i propri lavori e ricevere un feedback per il futuro.

Inoltre il nucleo potrebbe porsi in dialogo con le altre aziende sanitarie della Regione Basilicata (Azienda Ospedaliera San Carlo di Potenza, Azienda Ospedaliera Santa Maria delle Grazie di Matera, nonche le due Aziende Sanitarie Provinciali di Potenza e Matera, ASP e ASM) per l'istituzione di piani interaziendali di HTA. Inoltre potrebbe favorire protocolli d'intesa con gli organismi della Regione Basilicata come l'OPT o HTA-Tal per promuovere un'adeguata informazione disponibile ai decisori in ambito di tecnologie oncologiche. Infine, insieme a queste ultime, potrebbe realizzare un ponte con le realtà nazionali come RIHTA e SIHTA e Age.Nas.

GIORNO_____ Malato e famiglia (valutazione HTA: costi diretti ed indiretti)

	Assenza dal lavoro (in ore)	Km percorsi con auto personale	Costo della benzina (per raggiungere l'IRCCS)	Costo di ambulanza (per raggiungere l'IRCCS)	Come avrebbe impiegato il tempo se non fosse stato qui
MALATO					
FAMILIARE 1					
FAMILIARE 2					
FAMILIARE 3					
BADANTE					

GIORNO_____ Personale della sanità (valutazione HTA: costi diretti ed indiretti)

CHI Figura Profes.	COSA FA	TEMPO IMPIEGATO in minuti	Medicamenti usati	Attrezzature usate/Spazi servizi
Medico	1. _____ 2. _____ 3. _____	1. _____ 2. _____ 3. _____	1. _____ 2. _____ 3. _____	1. _____ 2. _____ 3. _____
Infermiera	1. _____ 2. _____ 3. _____	1. _____ 2. _____ 3. _____	1. _____ 2. _____ 3. _____	1. _____ 2. _____ 3. _____
OTA	1. _____ 2. _____	1. _____ 2. _____	1. _____ 2. _____	1. _____ 2. _____
OSS	1. _____ 2. _____	1. _____ 2. _____	1. _____ 2. _____	1. _____ 2. _____

Tab. 6 e 7: Proposta di scheda di rilevazione dei costi diretti ed indiretti per realizzare una valutazione HTA in un IRCCS ad indirizzo oncologico.

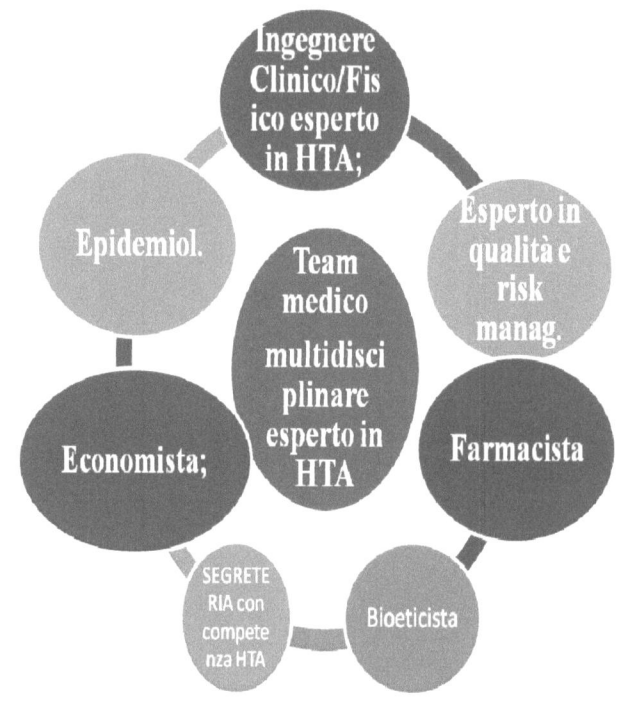

Fig. 7. Modellizzazione di composizione di un nucleo di HTA
proponibile presso l'IRCCS-CROB di Rionero in Vulture (PZ)

Il futuro della cura oncologica infatti passa a nostro avviso per l'HTA; occorre che il medico acquisisca le competenze economiche che possano favorire una corretta raccolta dei dati sugli esiti di una tecnologia introdotta nella pratica clinica; in tal modo è possibile essere pronti a fronteggiare la medicina del futuro senza paura e senza rinchiudersi nella medicina difensiva e a promuovere lo sviluppo di una sanità (health) per determinare anche un aumento della ricchezza (whealth) di una regione, ancora gravata da tassi di mortalità troppi elevati rispetto ad altre regioni italiane (Fig.8).

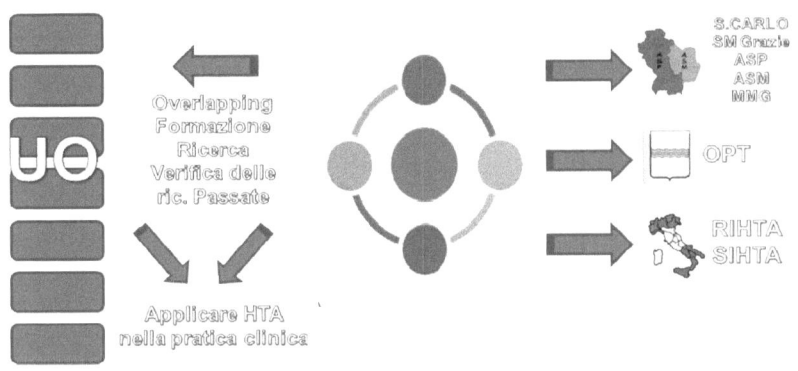

Fig.8: Modello di funzioni del nucleo di HTA per l'IRCCS-CROB di Basilicata (Italia)

Matera, uno dei due capoluoghi di provincia presente nella piccola Regione Basilicata è stata nominata Capitale Europea della Cultura per il 2019. Gli Autori auspicano che anche la cultura medica possa affermarsi come motore propulsore dell'attraente momento storico, per offrire anche ai Lucani che si ammalano di malattie oncologiche le stesse opportunità di cura di coloro che abitano nei Paesi Europei più nordici dove la cronicizzazione delle malattie oncologiche è già in atto ed offre i maggiori tassi di sopravvivenza.

CONCLUSIONE

Nel nostro momento storico è molto importante riflettere sulle nuove tecnologie per non incorrere nei falsi miti, per non innescare l'inversione tra domanda e offerta a fronte di pazienti sempre più informati, per evitare infine la competizione tra produttori di tecnologia e gruppi di professionisti sanitari che premono per l'innovazione. La sfida lanciata con la nuova disciplina dell'HTA si può sintetizzare nello slogan che sottotitola il piano sanitario lucano "Ammalarsi meno, curarsi meglio"[46]. L'HTA è una opportunità per la medicina potendo ottimizzare il governo clinico e l'allocazione delle risorse. Sarebbe auspicabile sia a livello interregionale che internazionale lo sviluppo di banche dati per evitare inutili ripetizioni di studi. Per finire un timore e una speranza, l'HTA, ennesima dilatazione dell'azienda sanitaria, possa divenire sempre di più uno strumento di valutazione teso al miglioramento della cultura della salute del Sistema Paese.

---

[46] Piano Regionale Integrato della Salute e dei Servizi alla Persona ed alla Comunità: 2011 – 2014. http://www.regione.basilicata.it/giunta/files/docs/DOCUMENT_FILE_543586.pdf (Accesso web del 22.08.2011)

BIBLIOGRAFIA e RISORSE WEB

1   http://saluteinternazionale.info/2010/04/spesa-sanitaria-dei-paesi-ocse-trend-e-riflessioni/ (accesso web del 18 agosto 2011)

2   FS_Mennini_29.04.2011 pdf. Lezione FAD del 29 aprile 2011. Corso di formazione manageriale per direttori generali e amministrativi e per dirigenti sanitari con incarico di direzione sanitaria aziendale o responsabilità di struttura complessa.

3   N. Wilking e B Jönsson: A pan-European comparison regarding patient access to cancer drugs.
(http://ki.se/content/1/c4/33/52/Cancer_Report.pdf) Accesso web del 20.08.2011

4   Russo PG, Mennini FS, Rapporto - Sanità 2009 Sanità e sviluppo economico, Rapporto Ceis 2009

5   http://www.dossetti.it/convegni/2009/1218farmaci/relazioni/MENNINI.pdf

6   http://it.wikipedia.org/wiki/E-health (accesso del 18-08-2011)

7   F. Fukuyama, L'uomo oltre l'uomo. Le conseguenze della rivoluzione biotecnologica. Mondadori, Torino, 2002

8   G Damiani e G. Ricciardi, Manuale di Programmazione e Organizzazione Sanitaria 2004, Ed. Idelson-Gnocchi

9   L. Ballini: Health Technology Assessment: un 'ponte' sospeso nel vuoto? Politiche Sanitarie Volume 11 Numero 4 ottobre-dicembre 2010.

10 http://www.gimbe.org/eb/definizione.asp

11 T. Jefferson, V. Demicheli, M. Mugford, La valutazione economica degli interventi sanitari, 1997.

12 http://it.wikipedia.org/wiki/Tecnologia

13 Sciascia L. "La scomparsa di Maiorana" Einaudi. 1975

14 Panorama N.38 del 14 settembre 2011

15 Di Novi C. "Dalle Origini dell'Health Technology Assessment all'Esperienza della Regione Piemonte" http://www.coripe.unito.it/files/13_1_dinovi.pdf (Accesso web del 22.08.2011)

16 Carta di Trento tratto da www2.aress.piemonte.it/cms/letture/risorse-web.html (accesso web del 22.08.2011)

17 www.governo.it/GovernoInforma/...sanitario.../4_piano_sanitario2011_2 013 (accesso web 21.08.2011)

18 http://www.gisapitalia.it/drupal/articolo_cicchetti_hta_definizioni_e_prin cipi (Accesso web del 21.08.2011)

19 Sacchini D.: L'Health Technology Assessment (HTA) e i suoi aspetti etici. *Medicina e Morale 2007/1*

20 Banta HD, *The development of health technology assessment*, Health Policy 2003,63 (2): 121-132

21 Cochrane A.L., *Effectiveness and efficiency: Random Reflections on Health Services*, London: Nuffield Provincial Hospitals Trust, 1972

22 Gazzetta Ufficiale della Repubblica Italiana (GU), Supplemento ordinario, serie generale, n. 180; 3 agosto 1993

23 Gazzetta Ufficiale della Repubblica Italiana (GU), n. 305; 31 dicembre 2002, (Legge 27 dicembre 2002, n. 289. Disposizioni per la formazione del bilancio annuale e pluriennale dello Stato (legge finanziare 2003).

24 Schema di Piano Sanitario Nazionale 2011-2013. (Accesso del 20.08.2011) http://www.salute.gov.it/imgs/C_17_pubblicazioni_1454_allegato.pdf

25 www.inahta.org

26 Gazzetta Ufficiale della Repubblica Italiana (GU), Supplemento ordinario n. 132, n. 165, 16 luglio 1999, Decreto Legislativo 19 giugno 1999, n. 299

27 T. Scarabino, M. Centonze, A. Carriero Management in radiologia -

Springer, 2010

28 Philips Z et al, Review of guidelines for good practice in decision-analytic modelling in health technology assessment. Health Technol Assess. 2004 Sep;8(36):iii-iv, ix-xi, 1-158

29 LIBERATI A., SHELDON T., BANTA H.D., Methodological guidance for the conduct of health technology assessment, Int. J. Technol. Assess. Health Care 1997, 13: 186-219.

30 www2.aress.piemonte.it/cms/aree-tematiche/health-technology-ssessment/presentazione-hta.html (accesso web del 20-08-2011)

31 http://ass.regione.emiliaromagna.it/wem/asr/ric_inn/osserv_inn/gr_ist/pr_strategico8_innov/stpr_hta.htm (accesso web del 20.08.2011)

32 http://www.pillolledifarmacoeconomia.it//binary_files/allegati/Libro_Bianco_HTA_22181.pdf

33 Agostinelli A, HTA e Regioni Le evidenze dal Libro Bianco, Supp. a Care n. 5 settembre-ottobre 2010 (http://careonline.it/wpcontent/uploads/2011/02/regioni_3_2010.pdf (accesso del 29.08.2011)

34 Cicchetti A, et al, The development of hospital based HTA: the experience of five italian Hospital Handb Health Technol Assess Int. 2006; 3: 51

35 http://www.salute.gov.it/dispositivi/paginainterna.jsp?id=1202&menu=tecnologie (accesso del 20.08.2011)

36 Paone S, Ferroni E, Di Tanna GL, Corio M, Chiarolla E, Jefferson TO, Cerbo M. Age.Na.S – Revisione sistematica degli studi di valutazione economica sull'utilizzo della PET-CT per la stadiazione dei tumori. Roma, Aprile 2011

37 Velardi L, Chiarolla E, Amicosante AMV, Cerbo M, Jefferson T, "Indagine conoscitiva sulla diffusione della tele-assistenza per la gestione del paziente nella riabilitazione post-ictus". Roma, Aprile 2011

38 Amicosante AMV, Bernardini F, Cavallo A, Cerbo M, Jefferson T, Lo Scalzo A, Ratti M. Age.Na.S HTA Report – Tecnologie per l'identificazione dell'osteoporosi Roma, Luglio 2009

39 Cerbo M, Fella D, Jefferson T, Migliore A, Paone S, Perrini MR, Velardi L – Age.Na.S - Report di HTA – Le protesi per la sostituzione primaria totale del ginocchio in Italia Roma, Luglio 2009

40 Age.Na.S HTA La Video Capsula Endoscopica (VCE) nella diagnosi delle patologie dell'intestino tenue. Settembre 2008

41 G. Fattore, M C Cavallo e R Tarricone - Lo sviluppo dell'Health Technology Assessment in Italia: contenuti, approcci e riferimenti internazionali - M7_Oasi_04capitolo 3-11-2008 16:04 Pagina 151

42 DOSSIER n. 199/2010. Innovative radiation treatment in cancer: IGRT/IMRT. Health Technology Assessment. ORIentamenti 2. http://asr.regione.emiliaromagna.it/wcm/asr/collana_dossier/doss199.htm

43 T. Jefferson: Attenti alle bufale e ai mandriani. Come usare la EBM per difendersi dai cattivi maestri. 3° ed Roma: Il Pensiero Scientifico Editore, 2008

44 http://www.politichesanitarie.it/articoli.php?archivio=yes&vol_id=555&id=6610

45 http://www.2020health.org/2020health/research/emergetech.html

46 http://attentiallebufale.it/bufala-spotting/algoritmi-caldi/

47 Piano Regionale Integrato della Salute e dei Servizi alla Persona ed alla Comunità: 2011 – 2014. (Accesso web del 22.08.2011) http://www.regione.basilicata.it/giunta/files/docs/DOCUMENT_FILE_543586.pdf

Indice

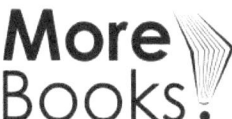
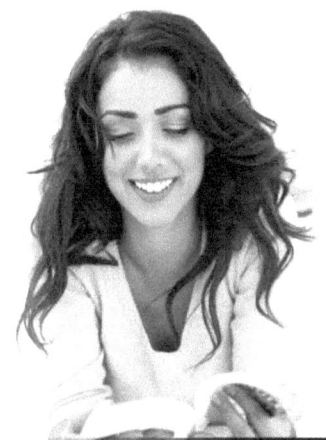
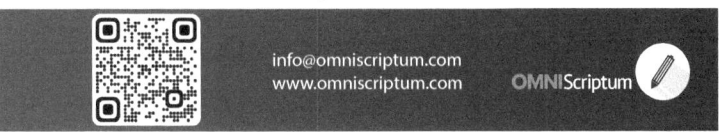

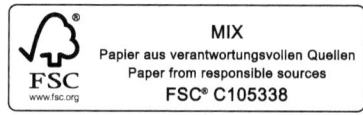
Printed by Books on Demand GmbH, Norderstedt / Germany